让心中的太阳散光

——促进心理健康的自助方法

（第2版）

徐俊冕 著

东南大学出版社
南京

内 容 提 要

谨以此书献给所有关注心理健康的人们！作者根据多年的临床经验，深入浅出地讲解了有关抑郁症、焦虑症、恐惧症和强迫症的科学知识，遵循可操作性和切实有效的原则，旨在让读者了解心理疾患的本质、原因和矫正方法，使人们进一步提高对心理疾患的认识，增进解决与应对心理问题的能力，促进人们的心理健康。

图书在版编目（CIP）数据

让心中的太阳发光：促进心理健康的自助方法/徐俊冕著. —2版. —南京：东南大学出版社，2012.2（2024.4重印）
 ISBN 978-7-5641-3126-5

Ⅰ.①让… Ⅱ.①徐… Ⅲ.①心理健康—普及读物 Ⅳ.①R395.6-49

中国版本图书馆 CIP 数据核字（2011）第 247326 号

让心中的太阳发光——促进心理健康的自助方法（第2版）

出版发行	东南大学出版社
出 版 人	江建中
社　　址	江苏省南京市四牌楼2号（210096）
经　　销	全国各地新华书店
印　　刷	广东虎彩云印刷有限公司
开　　本	700mm×1000mm　1/16
印　　张	11.5
字　　数	126 千字
版　　次	2012 年 2 月第 2 版
印　　次	2024 年 4 月第 4 次印刷
书　　号	ISBN 978-7-5641-3126-5
定　　价	50.00 元

（若有印装质量问题，请同读者服务部联系。电话 025-83792328）

目录

001 告别抑郁　走向新生

1. 抑郁症：心理疾患中的"感冒"/ 003
2. 抑郁症的心身图象/ 008
3. 是否抑郁　一测便知/ 015
4. 扬起希望的风帆/ 024
5. 从"珍珠港事件"谈认知治疗/ 029
6. 患抑郁症的人能够自我救助/ 033
7. 走出樊篱　从"动"开始/ 040
8. 拨开乌云　拥抱太阳/ 044
9. 面对现实　积极生活/ 048
10. 去伪存真　忠于真理/ 052
11. 自我盘问　行为检验/ 057
12. 告别抑郁　走向新生/ 061
13. 识别老年抑郁症/ 065
14. 如果有了自杀念头怎么办？/ 070

15. 适度焦虑有好处 / 075

16. 评定自己焦虑程度的方法 / 079

17. 认识一种心理疾病——惊恐障碍 / 083

18. "惊恐发作"不是心脏病 / 086

19. 惊恐发作时一种有效的自助方法 / 089

20. 对付惊恐发作的几种策略 / 093

21. 控制焦虑的一种简便方法 / 097

22. 应用认知行为疗法对付考试焦虑 / 101

23. 如何做精神放松训练 / 106

24. 简便有效的自我训练法 / 110

25. 增强您驾驭焦虑的能力 / 113

26. 系统性脱敏法帮助您战胜恐惧 / 121

27. 暴露法的自我练习 / 125

28. 评说更年期恐惧心理 / 128

29. 自信训练法帮助您学会自信的说话技巧 / 132

30. 运用"心理演练法"增强您获得成功的信心 / 137

决心自救　走出怪圈

31. 决心自救是强迫症患者康复之路的起点 / 143
32. 选择积极灵活的思维方式，放弃完美主义 / 147
33. 强迫症患者有效的自救方法——暴露与反应阻止法 / 150
34. 森田疗法原理可用于强迫症自救 / 157
35. 强迫症自救可运用矛盾意向方法 / 162
36. 强迫思维患者自救法 / 165

再版前言

《让心中的太阳发光——心理疾病患者的自助方法》十年前出版后，受到关注心理健康人们的广泛欢迎，一些有心理问题和心理疾病的人通过自助重新获得了健康生活。记得我在中山医院高级专家会诊中心门诊咨询时曾先后遇到两位中年男性来访者，分别来自福建和贵州，他们告诉我曾患强迫症多年，治疗未果，按照本书的自助方法竟获得显著效果，解决了多年的苦恼，特来看望书的作者，当面表达感激之意。我回答说这是他们决心自救的成果，归功于他们自己的努力。他们经历的事实说明：心理疾病的确是可能自救的。对我而言，我感到欣慰的是这本小书也能给人以真实的帮助。曾有抑郁患者看了此书之后，决定按书中的自助方法一试。通过增加活动性，保持忙碌，变换看待问题的视角，纠正消极的思考方式，他的心情居然慢慢好了起来。他把书中的6篇自助方法称为"经典6篇"。这些信息告诉我们，有心理问题或心理疾病的人只要坚定信心，始终保持重获健康的希望，通过积极的自救或自助是可能成功的。当然很多心理疾病比较复杂，需要专业人员的周密评估和帮助，有些比较严重的患者使用有效控制症状的药物以减轻痛苦也是合理的，但即使有专业人员指导和采用了有效的药物治疗，患者建立自救或自助的态度配合治疗也是有益的。

有些心理咨询师在实际工作中时常将这本书推荐给咨询对象，认为此书内容深入浅出，通俗易懂，给人以鼓励和希望。但是因为种种原因，在各大书店甚至通过网络搜寻都购买不到此书，许多人私下传抄，所以他们多次来找我，希望再次印刷出版，让更多有需要的人能从中获得必要的帮助。为了满足人们对心理健康的需要，我决定对这本书作部分修订，并扩充了一些内容。

这次再版大体保持原先的篇幅，删去了原书并不属于自助范畴的"附录"（回答病人和家属的几个重要问题），这是因为近20年来精神药理学有很大发展，许多新的抗抑郁药进入临床应用，附录的内容显得过时而不符合临床实际；再则，病家的问题多种多样，书中列出的难免挂一漏万，也难以一一尽答，还是应由病家直接向专科医师咨询为宜。

"医心助人，精益求精"是我的专业追求。苏格拉底曾说，每个人心中都有一个太阳，问题是要让它发光。我希望，通过真诚的态度，以我有限的专业知识和技能帮助人们解决内心的痛苦，拨开人们心头的乌云，让他们心中的太阳发光。

感谢很多关注心理健康人们的鼓励，对那些向我提供反馈信息的患者、心理咨询师及我的同事和学生的帮助，特别是为此书再版作出积极推动的刘依仑女士和南京东南大学出版社马伟先生表示真挚的感谢。

徐俊冕

2011年9月27日,上海

前言

编写本书的目的是为了向那些存在心理问题或心理疾病的人们提供一些科学知识和自助的方法，希望他们在寻找通向心理健康的道路时这些知识和方法能对他们有切实的帮助。

患"心病"的人所体验的痛苦常常超过患普通身体疾病时的痛苦。被称为"心灵疾患中的感冒"的抑郁症让社会付出的代价远远超过了一般的流行性感冒。这不仅因为抑郁性疾病无所不在，无时不有，而且抑郁症发病时所引起的绝望、无助等痛苦可以说是绝无仅有的，以致有些患抑郁症的人竟放弃了极其宝贵的生命，这是令人痛惜的。其实，"心病"是可治的，关键在于患者应当认识自己患了"心病"的事实，对自己的"心病"治疗负起责任，并且遵照"解铃还须系铃人"的原则，在心理医生帮助下自己来解开"心病之结"，打开自己的"精神枷锁"。正是为了帮助患"心病"的人认识自己的"心病"，使他们在渴望找到解决心理问题途径的时候有一些可以自我练习的方法，笔者将近年来的工作体会和经验汇集成书奉献给他们，以表达笔者的一片挚爱之心。

然而，同心理问题的极大复杂性和多样性相比，本书所能包含的内容是十分有限的，笔者不得不仔细选择所讨论的问题和解决方法，以适合患者自助的需要。正因为这个缘故，只有患者的心理问题适合采用这些自助方法，又能将这种自助愿望变为实际行动，才可望从本书中得到切实的好处。还有一些人，可能由于心病已久，或过于复杂，或学习新方法有困难等等原因，他们还需直接和医生讨论自己的心理问题，以找到解决心理问题的办法。笔者相信，只要患"心病"的人们能诚实地看待自己的'心病'，不回避解决自己的心理问题，认真审视自己心理问题的形成和发展过程，努力发现自身的长处和积极因素，尝试从不同的角度、不同的方式去看待和解决问题，并且在行动中积累积极的经验，发展自我的潜能，最终定能找到通向心理健康的道路。希望有"心病"的人们能树立这样的信念！

　　本书中有些文章已经发表过，此次汇编时对一些内容重复的部分努力作了删改，但有些重复部分仍予保留，因为删去后将使文章发生断裂之感。我想读者对此是会理解的。

　　最后，我要感谢我的患者，因为正是他们向我提出编写本书的要求，也正是在同他们诚挚的会谈讨论中增加了我对人类心理知识和行为规律的理解，使我得到了很多教益。

徐俊冕

1997年8月

欲窮千里目
更上一層樓

王之渙詩句　陳力揚書

山重水複疑

無路柳暗花

明又一村

甲辰春 宋俊逸

让心中的太阳发光——促进心理健康的自助方法

告别抑郁　走向新生

無為故無敗
無執故無失

陳力揚書

1. 抑郁症：心理疾患中的"感冒"

抑郁症等抑郁性疾患，是最多见的心理疾患，曾被戏称为心理疾患中的"感冒"。据世界卫生组织估计，抑郁症的时点患病率约为5%，就是说在某一时刻普通人群每100人中有5人患有抑郁症。2001年全世界人口中约有三亿四千万人患有抑郁症。西方一些国家对开业医生进行过调查，他们诊治的患者中患抑郁性疾患者高达20%～25%。在我国，据报告患抑郁症的人数高达3600多万，就医人数还不到三分之一，很多患抑郁症的人没有被识别和治疗。抑郁性疾患让社会付出的代价远远超过了一般的流行性感冒。它所造成的绝望感、无助感和极度的痛苦，远非寻常身体疾病所能比拟，有65%～80%的抑郁症患者会出现自杀意念，45%～55%的患者会出现自杀行为。情绪抑郁又是一些人酗酒、吸毒、自我伤害的重要原因。

生活中由于抑郁性疾患被忽视，又由于部分患抑郁症的人只注意了身体症状（如乏力、食欲不振、疼痛、性功能障碍等），被误诊误治者不在少数。如一位抑郁发作多次的少女，因厌食且并发呕吐，被某医院当成胃病，做了胃大部切除手术，术后症状依旧，后经我会诊确认患了抑郁症，经过药物和心理治疗，1个月内症状消失，脱离了危险。

抑郁性疾患如能得到及时的治疗，疗效会很好，几乎所有的抑郁症经过及时治疗都能完全康复，慢性轻度抑郁（即"恶劣心境"）大多也能好转。这是因为，抑郁性疾患的治疗近年来取得了实质性进步，不但有许多新的抗抑郁药出现，而且又有了新型的心理治疗（**认知心理治疗**或称为**认知行为治疗**）方法。药物和认知心理治疗两种疗法适当联合，可使大多数患者迅速好转。上海复旦大学附属中山医院心理门诊研究显示，经过2个月治疗后，92%的抑郁症患者好转，1年后随访大多已康复。

不幸的是，很多患抑郁症的人没有得到及时治疗，以致最终发生自杀或变成慢性抑郁症后，周围人才知道他们早就存在抑郁表现。这在一些社会地位颇高的人群（教授、总经理、工程师、博士等）中屡有所闻，人们不禁为他们的消极行为深感痛惜。这是因为，人们对抑郁症的认识仍然极端不足，首先是那些感到抑郁的人常常没有意识到他们的问题，也不知道这种心理疾病是可治的，其中较轻的抑郁症在专业人员的帮助下甚至是可以自我救助的。有些患了抑郁症的人，即使他们知道自己的情绪抑郁，他们也不愿意寻求对策，因为他们对抑郁症总抱有消极的看法。他们要么坚信这种心理疾病根本不值得去医院治疗，要么就是认为治疗不可能产生任何效果。还有一个因素是社会对心理疾病的歧视与偏见，人们认为患心理疾病的人情绪极不稳定，容易消极悲观或发怒，行为自暴自弃或脾气暴烈古怪，难以捉摸，难以理解。所以，得了抑郁症的人常常迟迟不愿去寻求治疗，因为他们不愿意被人们看成"神经病"或"怪物"。为了使抑郁症患者及时得到治疗，必须改变一些错误看法。其一，不要把抑郁性疾患与精神病混为一谈。其实除了少数极重的抑郁症有幻觉、妄想等精神病症状外，大多数抑郁症是"非精神病性"的，他们知道自己有病，迫切希望得到帮助，但"怕被人当成精神病"的想法常使他们却步。坦率地说，旧的《精神医学》教科书和相关的专业书刊把"抑郁症"说成是一种"精神病"，称之为"情感性精神病"，加深了这类误解和偏见，造成了很不好的广泛的社会影响，许多人对患抑郁症极度恐惧，患了抑郁症的人竭力否认或排斥自己患病的事实，长时间在抑郁痛苦中挣扎而不能及早就医，以致产生严重的功能损害，导致许多不幸的后果。现在，"抑郁症"已经被改称为是一种"心境障碍"，说明这是一种情感的问题。请不要小看了这个名称的改变，它说明学术界对抑郁症本质的理解已经和过去大不相同了。其二，要了解抑郁性疾患常同时伴有一些身体症状，不应把这些症状错当做身体疾病的证据，以致反复做不必要的检查甚至误治。此外，还有前述的社会偏见等原因（如怕失去工作、怕恋爱遭到挫折）妨碍抑郁患者及时就医，需要对公众普及抑郁症的科学知识。

典型的抑郁症常伴有下列症状：情绪低落，沮丧，兴趣丧失，精力缺乏，言语动作减少或激动，自我评价降低，内疚自责，能力下降，思考和记忆困难，常伴有失眠、早醒、厌食或多食、体重下降、便秘、性欲减退等身体症状，有些病人有疼痛不适、焦虑、疑病、心跳、胸闷等，在抑郁较重时常萌生自杀意念甚至出现自杀行为。如有上述表现中的数项者，应及时就医检查是否患了抑郁性疾患。

对不典型的、以身体症状为主诉的或轻型抑郁症的认识，也是对专家的一种挑战。这不仅因为它的形式多种多样，而且由于抑郁症患者可能兼有某种身体疾病。部分抑郁症发作是躁狂与抑郁交替发作的，其中又有少数为"快速循环"。还有部分类似于"神经衰弱"周期地出现。甚至少数抑郁症发作与季节有关（所谓"季节性抑郁症"）。这种挑战，要求医学专家增强对抑郁性疾患的认识，更新诊治技术，为患者提供切实有效的帮助。

➡ 2. 抑郁症的心身图象

抑郁症是现代社会盛行的一种心理疾病，已经成为一种重大的公共卫生问题。

据临床研究和观察，不管是单次抑郁发作，还是抑郁症的复发，也不管抑郁程度是轻是重，都可以看到一些相同的特点，呈现一种特殊的心身图象。

(1) 心境抑郁、情绪低落；愉快感缺失，兴趣减退或丧失。

(2) 自我评价降低，觉得成了无用的人，自责内疚，甚至觉得"活着没有意义"，脑内反复出现消极自杀的观念；可有思维迟缓、记忆困难、注意难以集中等。

(3) 动作迟滞，精神疲乏，活动费力；有些患者动作反而增多，激动不安；有些抑郁严重的人可能出现自我伤害或自杀行为。

(4)身体症状：常见失眠早醒或整夜不眠，食欲减退或增加，体重下降，性欲抑制；有些抑郁的人还可出现头痛、身痛，或对健康的担心、焦虑不安。

这些症状说明：抑郁症既是心理障碍，又有身体问题。患抑郁症的人很清楚，抑郁障碍时的情绪感受虽然和正常人亲人丧亡的悲哀相近，但其实质不同。亲人丧亡的正常悲哀是自然的、合理的，也不会认为生活没有价值、没有希望。抑郁症则不然，其情绪过分低落，不合常理，抑郁症摧毁人的生活能力，令人产生无助甚至绝望感觉，如果不进行治疗救助，抑郁症还会持续发展，不断加重。所以我们应当如实地把它看成是一种疾病，告诉人们患了抑郁症是可治的，鼓励抑郁的人们及早寻求帮助和医治。

我们健康的人通常不能体会患抑郁症的痛苦，一位患过抑郁症的画家把抑郁症比喻为"可怕的、黑暗的魔鬼之城"，他说在其中的"恐惧、彷徨、迷茫……没有阳光，看不到希望，一心想死；痛苦实在是一般人难以想象"。当抑郁症袭来的时候，患者的情绪会一落千丈，如坠深渊，似溺苦海，往日之欢愉一去不复返；即使是寻常感兴趣的事情，也不再能激起一丝热情，而内心的悲哀与痛苦又无以言表。患者认为自己似乎已变成了一个毫无用处的废物、没有能力的木偶，对自己的责备和憎恨之情也愈演愈烈；回首往事，仿佛只有失败和错误，成功、善行全是侥幸和偶然；展望未来，似乎等待自己的除了痛苦还是痛苦，不知何日能了，严重者更是再也看不到一线希望之光，度日如年，好像这悲惨景象再也不能改变，不论做什么也将无济于事。于是，试图吹灭生命之火，用自杀行为以求逃避抑郁症的暴虐想法便频频产生。

由于患抑郁症的人自信心极度下降，失望乃至绝望的感觉不断增强，内心总以为"疾病治不好了"。有的医生将抑郁症称为"心灵的杀手"，就是因为患者这种病态的绝望感是如此真实和强烈，首先从心灵上"杀死"了自己，以致他们常感到生不如死，末日已经降临。

事情果真像患者所想的那样吗？可以肯定地回答：不！实际上抑郁症的预后良好。只要患抑郁症的人愿意自救，不拒绝医生帮助，几乎所有的抑郁症都是可以治好的。失望乃至绝望是抑郁症的一个症状，就像咳嗽是气管炎的症状一样。抑郁症好转以后，绝望的感觉就会消失。

除了精神上的痛苦，抑郁症患者常有失眠乃至彻夜不眠，有研究报告称抑郁症患者98%有睡眠障碍，抑郁症患者不思饮食，在愉快感缺失的人更是如此，因为他们对美味已经没有任何兴趣，当然也就没有了胃口。随之而来的是体重下降。也有一些抑郁症患者反而暴饮暴食，结果则是体重增加。抑郁症还会导致性欲减退，重者性欲丧失。此外还有便秘、疼痛等身体症状。这些症状叠加在一起构成了一幅抑郁症特殊的心身图象。

　　不同的人患了抑郁症时表现都相同吗？当然不！因为不同的个体存在"个体差异"，因此，除了共同的一些抑郁症状外，还有各自的特点。抑郁症有几种不同的类型，有些表现迟钝，言语减少，重者整天呆坐不动，也不说话；有些则表现焦虑不安，坐卧不宁。有些老年人患了抑郁症后，思维缓慢，记忆困难，反应迟钝，可能被人们怀疑得了老年性痴呆（阿茨海默病），这是一种"抑郁性假性痴呆"，经过适当治疗仍能获得好转。还有些慢性轻度抑郁，持续多年，临床上称之为"恶劣心境"。90%以上的抑郁症常伴有焦虑、疑病（无根据地怀疑自己得了恶性疾病或不治之症，如怀疑自己身患癌症、艾滋病等）或强迫观念。约有30%以上的抑郁症患者主诉各种身体症状（所谓"躯体化"），易被误诊为躯体疾病。近年来许多证据表明，综合医院内外各科诊治的患者中，常常见到患者同时患有躯体疾病与抑郁症（称为"共病"），如冠心病心肌梗死患者中达到抑郁症标准者高达18%，糖尿病患者中达到抑郁症标准者高达30%左右，脑卒患者发生抑郁的比例更高，有报告称高达47%，癌肿患者常有抑郁情绪反应，报告从25%～42%不等，其他如帕金森病、内分泌病和慢性、老年疾病也都有较高的抑郁障碍共病率。躯体疾病和抑郁症共病会加重患者身体的不适感觉，进一步削弱人的社会功能，降低人的生命质量，增加人的痛苦，增加诊治的困难，不但能延迟躯体疾病的康复，而且，由于抑郁严重伴发的无助与绝望可能引起自杀或其他自我伤害行为。因此，有慢性身体疾病的人也不要忽略患抑郁症的可能性。

　　假如您发现自己情绪抑郁已有两周以上，具有上述多项心身症状，应当诚实地、认真地考虑是否患了抑郁症，及早选择应对的策略或救助方法，不要拖延，因为治疗救助越早，越易获得康复。一个有益的提议是：您可以向周围真诚并且可以信赖的人倾诉自己的抑郁情绪与痛苦感觉，说明自己的问题和遇到的困难。通过倾诉获得人们的理解和支持，能迅速减轻您的痛苦感觉，获得自尊和应对困难的信心。拥有一位信任者不仅是一个积极因素，而且对青年学生而言还是一个关键因素，在一定程度上社会支持如何是影响一个学生是否会抑郁的最重要因素。因为拥有一位信任者，可以使人更有稳定感和自信心，可以缓解孤独感，在遇到很强的生活压力（应激）时，能从信任者那里得到帮助，成功地解决生活中的困难。所以，心理学家提议**抑郁的人首先需要一位可以信赖的真诚朋友**。

您和您的家人或许想知道,何种情况需要寻求专业人员的帮助。因为抑郁症的情况很复杂,有很多不同的临床类型,需要专业人员全面检查、评估,制订相应的治疗方案,采用有效的抗抑郁药物消除痛苦的症状,用认知行为治疗解决自己的心理问题,所以,除了较轻的抑郁症患者或许可以通过改变自己的消极态度、矫正自己负性思维方式实行自助外,很多抑郁症患者还需要专业人员帮助,重症抑郁需要药物与认知行为疗法联合应用。如果您有下列几种情况之一应寻求专业帮助:

(1)**抑郁严重、出现自杀观念**。抑郁且有自杀观念表明您的抑郁症严重,有威胁生命的危险,应马上就医进行治疗,决不要拖延,延误治疗时机。您知道抑郁严重时会出现绝望感或无助感,觉得"活着没有意义",但这只是一种症状,您不可被这种消极感觉迷惑,应向专业人员毫无保留地说出,以便获得专业帮助。

(2)**抑郁伴发精神病性症状**。我在前面说过,抑郁症是心理疾病,是人的情感障碍,不是精神病。但临床研究发现,约有10%左右的抑郁症患者可能出现"妄想"症状,如将自己过去的某种轻微过错说成是严重的罪恶(罪恶妄想),认为自己不配活着,将被处死;或断言自己的内脏、胃肠已经腐烂,即将死去（疑病妄想）；有的也会出现"幻听"，如听到人们议论他的声音却不见有人。这类患者常对其妄想幻觉信以为真，难以自行矫正，应去专业医院求治。请注意：这样的患者所患仍是一种抑郁症（妄想性抑郁症），本质上不同于精神分裂症等精神病，只要治疗适当，治疗效果仍然是比较好的。

（3）**双相抑郁症**。双相抑郁症指的是抑郁患者过去或现在有过躁狂发作，躁狂发作时表现和抑郁发作相反，有明显的情绪高涨、兴高采烈、手舞足蹈，言语滔滔不绝，动作增多，容易激怒或出现冲动、暴烈行为，常常在社会上肇事，对自己的病态行为常缺乏认识。这类患者家族中常有同类患者，即使在抑郁发作时也需要心境稳定剂等药物进行系统治疗，因此，需要专业人员的帮助，全面评估、诊断并选择有效的治疗方法。

（4）**躯体不适症状很突出的抑郁症**。人的心理和生理密切相关，不可分割，有些人患了抑郁症后表现出很多躯体不适症状，如失眠、疲乏、头痛、身痛、厌食或贪食、便秘、性功能抑制等，但检查并没有相应的躯体疾病证据，诊断常有困难；还有些慢性身体疾病患者因为健康受损、功能丧失，也常常伴发抑郁障碍。这些患者情况常常比较复杂，需要专科医生（医学心理学、联络精神科医师）检查、明确诊断，选用合理有效的治疗方法。

3. 是否抑郁 一测便知

要识别自己是否患了抑郁症,并不是一件容易的事情。因为,许多人虽然体验到了抑郁情绪,但不认为这是一种心理疾病,而把它看成是生活的一部分。许多人害怕被人认为得了"精神病",因而竭力否认和掩饰。否认和掩饰只会延误治疗时机,使抑郁症成为慢性,增加治疗困难。也有不少人把抑郁症的症状误认为是身体疾病所致,从而忽略了抑郁症。此外,还有些患抑郁症的人,将自己的失眠、无力等症状归咎于"神经衰弱"。

这些因素是抑郁症患者认识自己疾病的主要障碍。只有排除这些障碍,采取面对现实的客观态度,认识自己的疾病才比较容易。

美国的心理学家贝克设计了一个抑郁自评量表,包含21组,每组有4句陈述,每句之前标有的阿拉伯数字为等级分。

您可根据一周来的感觉，把最适合自己情况的一句话前面的数字圈出来。全部 21 组都做完后，将各组的圈定分数相加，便得到总分。依据总分，就能明白无误地了解自己是否有抑郁，抑郁的程度如何。这份量表很简便，只需几分钟就能完成。

（一）

0．我不感到悲伤。
1．我感到悲伤。
2．我始终悲伤，不能自制。
3．我太悲伤或不愉快，不堪忍受。

（二）

0．我对将来并不失望。
1．对未来我感到心灰意懒。
2．我感到前景暗淡。
3．我觉得将来毫无希望，无法改善。

（三）

0．我没有感到失败。
1．我觉得比一般人失败要多些。

2. 回首往事,我能看到的是很多次失败。

3. 我觉得我是一个完全失败的人。

(四)

0. 我从各种事件中得到很多满足。

1. 我不能从各种事件中感受到乐趣。

2. 我不能从各种事件中得到真正的满足。

3. 我对一切事情不满意或感到枯燥无味。

(五)

0. 我不感到有罪过。

1. 我在相当的时间里感到有罪过。

2. 我在大部分时间里觉得有罪。

3. 我在任何时候都觉得有罪。

(六)

0. 我没有觉得受到惩罚。

1. 我觉得可能会受到惩罚。

2. 我预料将受到惩罚。

3. 我觉得正受到惩罚。

(七)

0. 我对自己并不失望。
1. 我对自己感到失望。
2. 我讨厌自己。
3. 我恨自己。

(八)

0. 我觉得并不比其他人更不好。
1. 我要批判自己的弱点和错误。
2. 我在所有的时间里都责备自己的错误。
3. 我责备自己把所有的事情都弄坏了。

(九)

0. 我没有任何想弄死自己的想法。
1. 我有自杀想法,但我不会去做。
2. 我想自杀。
3. 如果有机会我就自杀。

(十)

0. 我哭泣与往常一样。
1. 我比往常哭得多。
2. 我现在一直要哭。
3. 我过去能哭,但现在要哭也哭不出来。

(十一)

0. 和过去相比,我现在生气并不更多。
1. 我现在比往常更容易生气发火。
2. 我觉得现在所有的时间都容易生气。
3. 过去使我生气的事,现在一点也不能使我生气了。

(十二)

0. 我对其他人没有失去兴趣。
1. 和过去相比,我对别人的兴趣减少了。
2. 我对别人的兴趣大部分失去了。
3. 我对别人的兴趣已全部丧失了。

(十三)

0. 我作决定和过去一样好。
1. 我推迟作出决定比过去多了。
2. 我作决定比以前困难大得多。
3. 我再也不能作出决定了。

(十四)

0. 我觉得我的外表看上去并不比过去更差。
1. 我担心自己看上去显得老了，没有吸引力。
2. 我觉得我的外貌有些变化，使我难看了。
3. 我相信我看起来很丑陋。

(十五)

0. 我工作和以前一样好。
1. 要着手做事，我现在需额外花些力气。
2. 无论做什么我都必须努力催促自己才行。
3. 我什么工作也不能做了。

（十六）

0. 我睡觉与往常一样好。
1. 我睡眠不如过去好。
2. 我比往常早醒1~2小时，难以再睡。
3. 我比往常早醒几个小时，不能再睡。

（十七）

0. 我并不感到比往常更疲乏。
1. 我比过去更容易感到疲乏无力。
2. 几乎不管做什么，我都感到疲乏无力。
3. 我太疲乏无力，不能做任何事情。

（十八）

0. 我的食欲和往常一样。
1. 我的食欲不如过去好。
2. 我现在的食欲差得多了。
3. 我一点也没有食欲了。

(十九)

0. 最近我的体重并无很大减轻。
1. 我体重下降2.5千克以上。
2. 我体重下降5.0千克以上。
3. 我体重下降7.5千克以上。

(二十)

0. 我对健康状况并不比往常更担心。
1. 我担心身体上的问题,如疼痛、胃不适或便秘。
2. 我很担心身体问题,想别的事情很难。
3. 我对身体问题如此担忧,以致不能想其他任何事情。

(二十一)

0. 我没有发现自己对性的兴趣最近有什么变化。
1. 我对性的兴趣比过去降低了。
2. 我现在对性的兴趣大大下降。
3. 我对性的兴趣已经完全丧失。

这份量表虽然简单,但若能如实自评,结果仍十分可靠、准确。凡健康、无抑郁者，总分多小于 10 分；10～15 分者，表明有轻度情绪不良；大于 15 分者，表明已有抑郁；当大于 25 分时，说明抑郁已经比较严重了。这份量表的自评结果与医生的诊断具有很高的一致性，因此借助它可以很快了解自己是否患有抑郁症，以及抑郁程度如何，从而为及时获得治疗赢得时间。

应当说明的是，贝克抑郁自评量表只能说明是否抑郁，及其严重程度，但到底患了哪种类型的抑郁症，有无其他心理障碍共病等，还应由心理医生进一步检查以后确定，请记住要及时去看医生。

4. 扬起希望的风帆

抑郁症发病时常见绝望感和无助感，患了抑郁症的人觉得未来没有丝毫希望，等待他的将是一个又一个痛苦，他的状况似乎无法改善，他所遇到的难题似乎无法获得解决。这种绝望感会给人一种貌似真实的感觉，好像痛苦和悲哀将永远持续下去，有些抑郁症患者因此才出现自杀念头，甚至有自杀行为。其实，抑郁症患者的想法有重大的认知曲解。

如果您患了抑郁症，有了绝望感和自杀的念头，请切记：绝望感决不是说您生来就不具有希望，它只是表明您患了抑郁症而已，决不是企图自杀的理由。这时您必须问一问自己：

"我认为绝对不会好转的想法有根据吗？"

"我是否已经用尽了各种治疗方法，并且都没有效果？"

"有没有其他的对付问题的办法？"

苏东坡有一首诗："横看成岭侧成峰，远近高低各不同，

不识庐山真面目，只缘身在此山中。"患抑郁症的人之所以认识不到自己认知方面的曲解，把绝望感误当成真的没有希望，就是因为他们带着抑郁的情绪色调去判断或解释事物的缘故。

罹患抑郁症，除了部分患者可能是遗传因素起了重要作用外，更多的患者可以找到心理社会因素。例如，很多抑郁症患者发病前有较多的应激性生活事件，就是人们通常说的生活压力，包括亲人丧亡、事业不顺、考试受挫、投资失败、人际关系不良、下岗或职位调整、恋爱或婚姻纠纷等等。除了生活事件的压力外，还有不良的家庭交往模式、缺乏社会支持、消极的生活态度及不健康的个性等问题。其中，有时事情很细小，对其他人来说可能算不上一回事。例如，仅仅因为在会上讲错了一句话；谈恋爱时偶尔遭到自己喜欢的异性拒绝；因为一个好友不幸病故；由于对自己被提升感到不适应……诸如此类。患者往往把这些局部的，甚至很细小的事情，体验为重大的丧失，使认知失真而产生失落感。诚如我国古代思想家荀子所说："**凡人之患，蔽于一曲而暗于大理**。"明确指出了人常常会有认知歪曲、以偏概全的毛病，需要解决认知误解（即"解蔽"）。现在但已经有了一种心理治疗方法——认知心理治疗（或称"认知行为治疗"），帮助患者识别和矫正其负性的认知，对于抑郁症患者有良好疗效。如果您能通过学习理解这种认知心理治疗的原理，认识自己的认知歪曲，改变自己负性思维方式和不健康的行为，就可以借用这种方法对抑郁症进行自我救助。

近20多年来精神药理学有了迅速发展，为某些抑郁症治疗提供了更多的有效且不良反应更少的药物。这些新的抗抑郁药通过选择性作用于脑部一些化学物质（5-羟色胺、去甲肾上腺素、多巴胺等）的"受体"而发挥抗抑郁作用，常用药物有：① 选择性5-羟色胺再摄取抑制剂，现有氟西汀、帕罗西汀、舍曲林、氟伏沙明、西酞普兰及艾司西酞普兰；② 5-羟色胺和去甲肾上腺素双重再摄取抑制剂，现有文拉法辛缓释剂和度洛西汀；③ 去甲肾上腺素和特殊5-羟色胺能抗抑郁剂，即米氮平；④ 此外还有一些其他的新抗抑郁药。这些药物经过大量研究证实，对抑郁症的痛苦症状有确切疗效，为抑郁症患者的治疗带来了新的希望。有些患抑郁症的人在抑郁好转后，经过数月或数年可能复发，但仍然可以治好，不必害怕。

用药物控制抑郁症的症状，用认知行为治疗解决心理问题，两种方法还可以联用。在治疗抑郁症和相关疾病方面，认知行为疗法可以和药物一样有效，这已经是一个不争的事实，而且，由于认知行为治疗修正了患者的心理易患素质，发展了患者应对生活压力的能力，复发的可能性大大降低。一般说来，治疗轻度抑郁症常选用认知行为疗法，治疗严重的抑郁症时则要使用药物减轻痛苦症状或将药物治疗与认知行为治疗联用。由此可见，现在对抑郁症已拥有很多有效的治疗方法，所以对治疗悲观是没有根据的。

一次门诊时，一位女性抑郁症患者第一次到我的门诊咨询，她问我："我的抑郁症能好吗？"我回答道："现在抑郁症已经有很多有效的治疗方法，只要积极配合治疗，认真坚持治疗方案，抑郁症都是可以好转的，康复的希望是始终存在的。"经过治疗她在抑郁症缓解后告诉我说，当时她感到很绝望，内心已作出到外地自杀的决定，只是觉得自己还年轻，心有不甘，抱着一丝希望向我求助，如果我表现出没有信心，她就会执行自杀计划。因为听我说能够治好，所以，她才放弃自杀计划，决定治疗试试。

希望确实是治疗一切心病的良药。如果您有抑郁症，请记住，永远不要放弃重获健康的希望。抑郁症的绝望感是抑郁症的症状，决不要被它迷惑，只要我们不把自己击败，我们就一定会迎来柳暗花明的一天！

我们说抑郁症可以治好，并拥有很多有效的治疗方法，那么患者得到治疗以后，作为患者的家属是不是可以万事大吉呢？决不是！因为抑郁症患者往往囿于一时的消极绝望情绪，误认为真的没有希望,便向疾病屈服,做出愚蠢的自杀举动,这种危险性确实是存在的。有的患者甚至在抑郁症逐渐好转期间乘人不备服毒、跳江自杀,以致造成无法挽回的后果。这样的悲剧时有发生。这就要求家属提高警觉,密切关注患者的病情与执行治疗的情况,保管好药品,定期就医复查,及时解除患者的困惑,切不可掉以轻心。对已经好转的患者,应注意观察其有无复发的征象,如有应及早就医。只有如此,抑郁症可以治好的断言才是确实的,务请家属谨记。

5. 从"珍珠港事件"谈认知治疗

大家或许还记得一部名叫《虎！虎！虎！》的影片，反映的是第二次世界大战期间日本偷袭珍珠港事件。在偷袭之前，已经有一些反常事件发生，例如，日本潜艇在珍珠港附近出现，雷达发现大批机群正向珍珠港方向飞来，等等。但这些信息都被认为"不可能"而加以排斥，或认为是从美国本土飞来的机群而加以曲解。结果，日本飞机轰炸时，美国士兵正在升旗，还以为是军事演习呢，等到他们明白过来已经乱成一片，无法组织起有效的反击。

这就说明，人们对各种信息并不都是正确接受与评价的，信息的含义常常会被曲解，有些信息因为和人们原先认识事物的方式不协调，因而被排斥而不加重视。由于认知上的错误，也就不可避免地导致决策和行动的失误。信息接受、评价、加工、作出决策、解决问题和预测行为后果的过程，即为我们所说的认知过程。

同样道理，**有心理疾患的人之所以出现情绪和行为的问题，也是因为认知发生曲解的缘故。处理办法则是识别和矫正认知曲解**。很多研究证据显示，1970年代中期兴起的一种新型的治疗手段——认知心理治疗，对抑郁、焦虑、强迫、厌食、性心理障碍和人格障碍等均有独到疗效。

人们常常把自己的心理痛苦归咎为受了外界的刺激，在医学心理学家看来，这是一种极大的误解。人们的心理疾患并不是刺激直接引起的，对内外刺激信息的认知评价、信念和想法的失真，才是真正的原因。例如：有两位中学生考进了同一所大学，其中一个同学觉得有了学习深造的机会，感到很高兴；另一个同学却觉得这所大学不够理想，他为未能进入名牌大学而忧伤失望。他们对同一事件的体验如此不同，是因为他们的认知评价不同，消极的认知评价必然导致痛苦的情绪体验。所以，认知治疗的目标，在于帮助我们检查自己的认知过程发生了怎样的曲解，发生认知曲解的原因是什么，然后提供一系列学习或训练的方法，来评估、矫正认知曲解，用合理的认知来取代原先歪曲的消极的认知，直到帮助修改支配行为的认知方式，使患者重新过上一种更为积极的、充满阳光的生活。简单说来，**认知治疗的主要目标是帮助患者转变认知，随着认知曲**

解得到矫正，情绪和行为障碍也必然会随之好转。

那么，认知心理治疗时医生是用说服的方法劝告患者改变认知吗？不是的！说服或劝告的效果有限。认知心理治疗用来改变认知的策略，是所谓的**"协同检验"**方法。医生和患者密切合作，一起检查、评估患者的认知，共同讨论、设计行为作业以检验患者认知的真实性。患者曲解的认知、负性想法得不到证实，或面对相反的证据，其认知将发生转变和重建。因此，认知心理治疗时医生提供治疗原理和认知曲解类型的说明，全面评估患者的认知、情绪、行为、生理状况以及环境背景，提供转变认知的策略和心理训练的作业。患者则必须坦诚诉说心理问题，与医生一起讨论治疗目标，积极参与治疗计划的实施，完成医生布置的心理训练作业。

例如，一位女教师在领导听她讲课时有些紧张，讲错了一句话引起哄堂大笑，这时她脑子里闪过一个念头："这下完了，领导再也不信任我了。"此后发生了抑郁症，经常出现自己"一无是处""没有能力""什么事也做不好"的想法，用马普替林等抗抑郁药治疗两个多月仍无好转。后来经过认知心理治疗，她懂得了自己之所以抑郁，完全是认知曲解的结果。她发现自己思考方式出了"以偏概全"和"过度引申"的逻辑错误，她认真完成医生布置的"认知日记"，把歪曲的认知、想法记下来分析，并用理智的想法加以回答。她的抑郁评分从 10～30 分（最差为 0）上升至 90～95 分（最好为 100 分）。经过 2 个多月的治疗，她完全恢复了健康。

　　虽然认知心理治疗有较好的疗效，并能减少复发机会，但切不可误以为认知心理治疗能包治百病。且不说心理医生掌握认知心理治疗有深浅之别，指导患者认知心理治疗可能有失误，以及种种客观条件的限制，还有患者有无求助动机，有无改变自己的愿望，是否同医生密切合作，是否认真完成各项作业等，都是影响治疗取得成功的要素。如果一个患者只要求医生帮自己解除心理痛苦，却一点不想参与解决自己的心理问题，不想改变自我挫败的思考方式，那么，认知心理治疗同样不能成功。因为心理问题的解决，与"解铃还须系铃人"的道理是一样的，没有患者的积极参加，一切努力都将是徒劳的。

6. 患抑郁症的人能够自我救助

我们已经知道，抑郁症的原因多种多样，程度轻重不一；患了抑郁症的人，应当及时去看心理医生，以免延误治疗时机，导致病情加重，引起不良的后果。

既然要请医生治疗，那么为什么还要谈抑郁症患者的自我救助呢？患抑郁症的人能够自救吗？

在这里所谈的自救有两层涵义：

第一，要求患抑郁症的人要有自我救助的态度，也就是要您帮助自己从抑郁的困境中走出来，决不轻易向抑郁让步、屈服，永远不放弃克服抑郁的希望。即使已经请医生治疗，这种自我救助的态度也是非常重要的。因为这种态度有利于加强医患协作，有利于更快地解除抑郁。

由于抑郁症能够治愈，有了自我救助的态度，您最终将能渡过极其艰难痛苦的患病时期，重新获得健康的生活。

第二，某些早期、程度较轻的抑郁症患者，能认识到自己有了抑郁，但并不绝望。他们没有轻生的想法，即使有时出现这类想法，也决不会作出愚蠢的行动，他们希望了解怎样做才能帮助自己走出抑郁的泥潭。对这些人而言，自救是更加迫切的。现在，认知心理治疗为抑郁症患者的自救提供了有效的方法。这些患抑郁症的人如能学会矫正自己的认知曲解，不但情绪能迅速好转，而且自我心理素质将得到增强与提升，获得一次人格成长的新经验，战胜抑郁的能力也大大提高。

医学心理学研究认为，抑郁之所以产生，是由于心理上存在"失落感"。其中主要有两种情形，一种是认为应该得到的没有得到，例如认为应当升学的未能考取，认为应当晋升的未被提拔，认为应获得爱情的却遭到拒绝，等等；另一种是发觉原先享有的现在失去了，例如子女离家，青春逝去，财产损失，健康状况下降，人际冲突，等等。很明显，认知因素包括期望不现实、不合理和不灵活的思考方式，是导致"失落感"的原因。

对同样的事情，不同的人可有不同的评价方式，从而有不同的情绪体验。偶尔讲错一句话，有的人不以为然，或者作为经验教训记取；有的人则觉得"犯了大错"，感到自己"一无是处","生活已经毫无意义"。在街上行走,一个行人对自己笑了一下,有的人觉得这人"不怀好意",是对自己的"嘲笑",于是感到浑身不自在,以致后来不敢上街;而有的人却把行人的微笑看成是对自己的好感,可能是欣赏自己的服饰或仪表,从而甚为得意。可见,看法不同,情绪感觉就不同。消极的想法总是带来消极的情绪和行为,而消极情绪和行为又反过来加强消极想法,其中存在**恶性循环**,使抑郁症迁延难愈。

认知心理治疗原理告诉我们:情绪和认知、行为三者是互相联系、互相影响的。如果您看待事物采取消极态度,许多负性想法就会自动出现,而负性自动想法总是和抑郁情绪和消极的自我挫败行为相关,您就会出现一系列抑郁症的症状;如果您情绪抑郁,那么您的想法也常常是负性的,行为也是消极的、自我击败或自我伤害的;如果您的行为是消极的,自我击败的,那么您的认知和情绪也一定是消极的、抑郁的。同理,**一旦您的看法或行为有所改变,您的抑郁情绪必然随之改变**。记住并运用这一点,您就抓住了自我救助的关键。

由此可见,患抑郁症的人要自救,关键在于"捕捉"和改变引起抑郁的"负性想法",进而修正自己的认知方式,但作为第一步,您应当先打破恶性循环,使抑郁不再延续。根据认知心理治疗原理我们可先改变一点行为,让自己参加力所能及的身体活动,并逐步增加活动量和扩大活动范围。因为这样做有助于了解认知(想法、想象、内心言语)和情绪、行为的相互关系,便于发现引起情绪不良的想法是什么;这样做有利于打破抑郁想法和抑郁情绪之间的恶性循环。

当患者同意情绪抑郁的直接原因是脑子里出现的貌似有理的负性想法,并准备去识别和着手"捕捉"它们的时候,就意味着迈出了关键性的一步。最好将这些负性想法一一记在纸上,然后逐条进行检查、盘问,用较为合理的想法取代它们。盘问可从这几方面进行:

(1) 这种想法的支持证据是什么?有没有相反的、不支持证据?

(2) 有没有其他的可能性或替代想法?

(3) 这样想有什么有利之处和不利之处?

(4) 这种想法在逻辑上有错误吗?

经验表明,抑郁症患者的负性想法存在着重大的认知曲解,逻辑上常有错误。如果您将自己的负性自动想法和事实加以对照,将能比较容易地发现这些逻辑错误。例如:

（1）非黑即白的绝对性思考：坚持一种绝对标准，未达到这一标准就认为是"失败"，哪怕已有很大改进，但因和自己期望不合，看到的只是失败。如一个青年学生期望自己的学习成绩必须是班级里最好的，不能有任何失误。显然，这种绝对化的要求很容易导致"失落"。

（2）以偏概全：以个别代表整体，一次做得不好，就认为永远做不好了。如和一位同事相处不好，遂认为所有的人都讨厌自己了。

（3）主观臆断：没有证据就武断下结论。如妻子下班回家后讲话不多，遂认为妻子不再爱自己了。

（4）过度引申：从一件小事作出了关于人生价值的结论。如拍照时手抖了一下，一张照片拍坏，遂认为自己连一件小事也做不好，是一个"毫无用处的人"。

最好能把对负性想法的盘问结果也记下来，这就是**"三栏作业"**（如下图所示）。第一栏记负性想法，第二栏记逻辑错误类型，第三栏记合理想法。只要坚持这一作业，几个星期后情绪一定会慢慢好转。如一位大学一年级学生一次化学考试后和同学对答案，发现自己答错两题（老师评分96），他希望和一女生交朋友被婉言拒绝，其三栏作业记录如下：

负性想法	逻辑错误类型	合理想法
这次考得这样差，老师印象糟透了，学校将要我退学了。	过分夸大消极面；主观臆断。	大多数题目都答得正确；这次考试准备不足；没有要我退学的证据。
化学考不好，其他课程一定考不好了。	以偏概全。	其他课程我已作充分准备，有信心考好。
她拒绝了我，说明人家不喜欢我，以后我将找不到女友。	以偏概全。	她的回答很有理，刚进大学确实应把心思放在学习上。遭遇一次拒绝不等于所有的人都不喜欢我。

　　如果要从更深的层次上消除抑郁的心理原因，明智的做法就是要不断地学习和修改自己认识事物的方式，增加思考的灵活性。渴望成功者惧怕失败，追求完美者对缺陷敏感，期待他人接纳者不能承受拒绝。如果我们能够客观、辩证地思考问题，我们就会懂得人生历程中得失相随，有失必有得，有得必有失。为了成长，儿童角色、青春期行为方式的丧失是必要的，就像农民为了好收成要付出代价，运动员爬山时为了爬上山顶要丢弃身上一些重物一样，这类丧失是必要的。我们能面对、接受这些丧失，我们承受丧失的能力就会增强，失落感也就不会产生了。

一位患过抑郁症的中年女子，用保持忙碌、不让自己陷入抑郁沉思中去的方法对付抑郁，后来情绪就逐步好起来了。她只在晚上用了少量的安定，没有用过任何抗抑郁药。她觉得参加活动对改善自己心情很有好处。

一位患了恶劣心境（过去称为"抑郁性神经症"）3年的年轻的中学教师学习了认知矫正方法，情绪好转，找到了理想的伴侣。在抑郁好转后她觉得"生命是一首歌"。

一位30多岁的厂长，患了抑郁症，在医生指导下学会了认知心理治疗方法，治好了抑郁症，半年内提出20多项技术革新，被越级晋升为高级工程师。

事实证明，患抑郁症的人是能够自救的！

当然，如果您依靠自己的努力不能使抑郁好转，那也不必失望，因为这表明您还需要得到心理医生的帮助，要医生对抑郁的性质、程度、类型作出全面评估，并具体地指导治疗过程，或采用抗抑郁药物治疗。在这种情况下，医生也仍然需要您的积极配合，需要您采取自我救助的态度。

7. 走出樊篱 从"动"开始
——抑郁症患者自助方法之一

患抑郁症的人要想摆脱困境,第一步就应考虑打破恶性循环,必须增加活动,做些力所能及的事。写字、画图、唱歌、打球、做操、访友、散步、做家务等,都是可供选择的活动。诸位也许会认为,对付有"心灵杀手"之称的抑郁症,用如此简单、容易的办法,未必会有什么帮助。的确,对于健康人来说,这些活动自然是容易做到的,但对患抑郁症的人却不然。

由于抑郁作祟,很多患抑郁症的人觉得自己无能、无用,他们不想活动,不想做任何事,也没有做事的兴趣。有的人整天呆坐,长吁短叹;有的人终日不想起床,闭门不出。病情严重的甚至觉得前途暗淡、非常绝望,以为无论做什么也无济于事,不会好转了。这就是抑郁症患者的"无助感"。正是这种情绪感觉,使他们不想活动。当然这种绝望、无助的感觉,是抑郁症的一种症状,一旦病情好转,就会烟消云散的。问题就在于抑郁的时候，患者往往将自己的预测当成是真的。虽然他们手脚能动，却就是没有活动、做事的愿望。他们活动少，不做事情，结果当然一事无成，于是又责备自己无能、无用，情绪便更加抑郁，造成恶性循环。要救治抑郁症，就必须打破这种恶性循环，增加活动，做些力所能及的事，这是一个决定性的步骤。

活动起来，做些事情，对抑郁的人至少有以下几种好处：

（1）活动能使人的感觉好些。因为活动起来以后，就不再专注于自身的不良感觉，并能激发出生命的潜能。

（2）活动能使人减轻疲乏感。因为长时间不动，终日呆坐，肌肉极易疲劳，而且由于血液流动减缓，疲劳的消除更慢。一旦活动起来，血流畅通，疲乏感觉会立刻减轻。

（3）活动能使人多做些事情。通过做事情，可以发现自己的能力并未丧失，自己不是毫无用处的人，有利于增强自信心和唤起希望。

（4）活动能改善人的思考能力。因为只有通过活动，才会考虑做什么，怎么做，有助于恢复对生活的控制能力。

（5）研究发现，增加身体活动能使大脑产生一类令人愉悦的肽类物质——内啡肽，所以，经常做身体活动的人常常心情较好。

情况果真如此吗？我们不妨来看两个实例。有一位30岁左右的女士，几年前有过一次抑郁发作。当时她也不知道到哪里去诊治，她发现集中精神做事时情绪好些，她就采取"保持忙碌，不停地做事"的方法，结果没有服用任何药物，病情便慢慢好转了。还有一位中年男性教师，在抑郁症发作时，其父要他做一张木床，后来木床做好了，他的情绪也明显好转，后来继续坚持活动，采取积极自救的态度，改变消极的思维方式，抑郁症终于完全缓解。这些事实证明，增加活动对改善抑郁确实有帮助。

假如您非常想走出困境，在知道了活动的好处后，就没有理由不"动"起来。但同时必须注意到，抑郁症会再次阻止您的活动，所以在这里用一句"贵在坚持"，恐怕是再恰当不过的了。如果您只活动一阵子或几天，就很有可能再次被抑郁症拖回泥潭，那么就好像真是永远也看不到希望。这里要请大家记住一点，**"千里之行，始于足下"**，只要一步一步向前走，必定能走出抑郁的深谷！因为通过活动，可以改变自己的状态，发现自己的能力只是暂时被抑郁所抑制，并未丧失，那种"无助感"也不是真的，从而使自己重新获得信心和希望。

陆游有诗云：**"纸上得来终觉浅，绝知此事要躬行。"** 患抑郁症的人如果只想解除痛苦，也知道了认知心理治疗的原理和方法，却不采取切实的自救行动，可想而知绝不可能解决问题。陆游所说应为抑郁的人们记取。

若通过增加活动，虽然感觉有所好转，而抑郁情绪继续存在，则需要进一步找出与抑郁有关的想法，并加以矫正。这个举足轻重的问题，将会在以后的文章中谈到。

8. 拨开乌云　拥抱太阳
——抑郁症患者自助方法之二

当一个抑郁症患者感到抑郁的时候，心里总有一种"失落"的感觉，好像丧失了什么似的。这种"失落感"，通常在头脑里以"负性想法"表现出来，也就是说患者在抑郁的时候，脑海里总是出现消极、悲观的想法。也正是这些消极、悲观的想法，引起患者的抑郁症状。而种种抑郁症状，诸如无能感、无用感、失望乃至绝望等，又会反过来加强患者的"负性想法"。如此形成恶性循环，使患者陷入困境，不能自拔，仿佛暗无天日的生活茫茫无际没有尽头。其实，这只不过是患者心中的太阳暂时被"负性想法"的乌云遮盖了，若拨开乌云，依然能重新沐浴灿烂的阳光。

然而遗憾的是，患抑郁症的人常常囿于不良感觉，最容易忽略自己的"负性想法"，把乌云下阴影密布的生活当成真实的生活，而没有想到去拨开乌云——"负性想法"。假如您有了抑郁症,却没有自觉地行动起来,努力解决"负性想法",让乌云继续遮盖,也就不能改变生活的面貌,也就不能够开展自救。当然,要解决"负性想法",首先要学会识别、捕捉它们,然后才能分析它们的错误,采用更合理也更现实的想法去替代它们。**"负性想法"**一般从三个方面表现出来:一是对自己的消极看法,认为自己是个失败者,天生的劣质、无能力、有缺陷的人。**二是对自己过去经验的消极看法**,认为自己把一切事情都做糟了,成功只是侥幸,回首往事,都是错误和失败。**三是对未来的消极期待**,认为未来困难重重,没有希望,等待自己的还是失败,甚至认为不管做什么也无济于事。

这些"负性想法"还有些特点,人们可以根据这些特点去识别它们。第一,它内容消极,自动出现,不经过逻辑推理,突然呈现于脑中。我们常把它叫做"负性自动想法"。第二,它貌似有理,患者对它的存在不持异议。结果它一再出现,患者也越来越抑郁。第三,它稍纵即逝,持续时间虽短暂,力量却极强大,以至于"负性想法"在脑中一闪之时,抑郁情感就已经再次笼罩全身。正由于"负性想法"历时短暂,又貌似有理,所以才容易被人忽视。但是,只要人们知道识别和矫正负性自动想法是通向自救之路的关键,识别、捕捉它们还是可能的,只不过先要进行训练。

一个常用的训练方法，便是做"负性想法"的日记记录。内容包括日期、情境（指面临何种事件与处境）、当时的情绪（记下抑郁、焦虑的程度，用 0 表示无，100 表示最强）、当时的"负性想法"等。请一定记住，对"负性想法"要及时记下，以便下一步进行分析和矫正。"负性想法"也包括想象。同时不管内容如何荒谬可笑，不要惧怕，记录下它们，这是战胜抑郁症的重要一步。请参见以下**认知治疗日记**示范：

认知治疗日记示范

日期	情境	情绪	负性自动想法	合理回答
	(1) 说明引起不愉快情绪的事件 (2) 说明引起不愉快情绪的想法、回忆	(1) 说明悲伤、焦虑等 (2) 评定情绪程度（1～100）	(1) 记下情绪之前产生的负性自动想法 (2) 评定对合理回答的相信程度（0%～100%）	(1) 写下对负性自动想法的合理回答 (2) 评定对负性自动想法相信程度（0%～100%）
1/11 作文只得了75分		焦虑 80	"我是语文课代表，只得了75分，太丢脸了" 90%	一次失败不要紧，下次努力写出好文章 95%

续 表

日期	情境	情绪	负性自动想法	合理回答
3/11	他打电话说因为工作忙,不能来看我	悲伤 90	"他不喜欢我了,再没有人喜欢我了" 90%	他曾对我说过,有一段时间工作会很忙,等几天他会来看我的。即使他不喜欢我,也不等于没有人喜欢我 95%
7/11	拍照时手抖了一下,一张照片拍坏了	悲伤 95	"我怎么总做不好事情,我太无能了" 90%	偶然的失误难以避免,不能由此认定自己什么事都做不好 95%

另外,您可参考《是否抑郁 一测便知》一文,每周对照自测一次,看看自己的抑郁程度有无变化。

如果我们已经学会了识别、捕捉"负性想法",等于为扫除心头的乌云作好了充分准备,从而也就揭开了战胜抑郁症的序幕。

9. 面对现实 积极生活
——抑郁症病人自助方法之三

我们曾经说过，患抑郁症的人要想自助，一定要果敢地采取行动。增加活动性是自助的第一步。只要活动起来，坚持做力所能及的事，状态就能改变。只要决定起步，并且坚持不停地向前走，终有一天会发现，自己已逐渐走出了抑郁的深谷。

那么，到底应该怎样活动？应该做些什么事情？采取怎样的生活态度？有没有一些可以遵循的原则呢？

我们认为，**选择积极、现实的生活态度极其重要**。所谓"积极"，意思是坚持为善，多做好事，并且注意不断地充实自己，提高自己的能力和品格，能够自强不息，热爱生活。所谓"现实"，是指脚踏实地、面对事实、按客观规律办事。那么，什么是不现实的生活态度？譬如，年过半百的妇女，却强求青春美丽的外貌；年逾二十的青年，仍想如小儿一般享受父母的庇护，而不愿面对生活中的困难。这些就是不现实的态度。用这种态度生活，必然会经常在生活中碰壁、受挫。这正是许多人抑郁的重要原因。如果选择积极、现实的生活态度，那么下列建议将使人变得乐观、朝气蓬勃，并充满信心。

（1）**尽力做事，有规律地生活**。应当尽量参加社交活动，有临床心理学家认为，抑郁的人最好有一个可以信赖的朋友，这对自我救助会有很大帮助。不管是否睡得着都要定时上床，生活要尽量简化，三餐正常进食；努力发挥自己的能力去做好每件事，这样才会有成就感，才会更相信自己有足够的能力。

（2）**适当关注自己的仪表**。一个人在心情抑郁时会觉得兴趣减退甚至丧失，或觉得无能力料理自己的事务。假如您能坚持注意整洁，穿着漂亮，外表美观，就会觉得有些事是值得自己关心的。坚持做使自己外表美观的事，心境也会悄悄地好起来。

（3）**该做的事，决不放弃**。例如，在一次考试中没有考好，心情抑郁，于是不想继续学习了。或者应该去洽谈一笔生意时，因为抑郁，对洽谈能否成功缺乏信心，于是轻易放弃。请记住，千万不要这样，决不能向抑郁情感让步，要强迫自己做下去。尤其在抑郁的时候，不要作出诸如退学、辞职等重大的决定。因为此时由于抑郁的影响，自信心降低，可能使自己作出过分消极的判断，增加了更多的损失感。

（4）每天学点新东西。 不断地充实自己，使自己觉得未来还有新的东西要学，生命中最美好的东西并未了结。每天学点新东西，争取每天进步一点点，会使自己感受到生活的美好，就会更加热爱生活。凡是认为只要努力去尝试就能做好的事，就应该接受下来。要接受一切能做得到的挑战，不要逃避。发展自己，是克服抑郁的好方法。

　　（5）停止后悔，把握现在。 有些抑郁患者之所以抑郁，是因为他们喜欢生活在悔恨当中。他们为已经丧失的东西而悔恨，以致忽视了现在的大好时光。要记住，后悔无益，后悔无法改变过去，只会造成更多的时间与精力上的浪费。

　　（6）不要拿自己的生活与别人相比。 不管别人过得有多好都无所谓，自己的感觉如何才是最重要的。喜欢拿自己和那些似乎过得好的人作比较，通常只会使自己更消沉，陷入抑郁之境。

　　（7）反复回忆体验生命中的美好时光。 "人有悲欢离合，**月有阴晴圆缺，此事古难全**"。细想人生，大体上是有喜有悲，有苦有忧，而欢乐时光大多是短暂的。因此，心理学家劝告人们，人生好比走路，在阴暗的时候你不妨快点走，而在阳光明媚、鸟语花香的时候不妨缓缓而行，尽情感受。卢梭曾说："我通过经常的回忆反复体验这种乐趣，尽管它是那样稀有，只要它是纯洁无瑕的，我就觉得自己比在那些幸运时刻还要幸福。"如果在自己的生活中，出现了片刻的那种纯洁无瑕的快乐时光，何不尽情去享用那份快乐呢？

（8）**尝试着和生气蓬勃、充满希望的人在一起**。抑郁常使人畏缩，想把自己藏在与自己一样消沉的人群中，但这样只会停留在抑郁之中。诚然，开始接触生气蓬勃的人有点难，但如果能尝试去同他们交谈，就会发现他们身上许多有趣的东西，例如他们的信念、态度，以及他们对付难题的方法。经常和这些人接触，也会使自己得到新的经验而获得成长。

上述 8 条建议，就是希望抑郁的人能采取积极的生活态度，最重要的是不要退缩，要果断地采取行动，尽力去做自己能够做好的事情。

➡ 10. 去伪存真　忠于真理
——抑郁症患者自助方法之四

记得在小时候，夏天纳凉，抬头望天，见一轮明月在云里穿行，于是惊喜地对伙伴喊道："你看，月亮走得好快呀！"可是再注目细看，不对了，原来是浮云不停地移动，才形成了好像月亮在走的感觉，其实月亮还在原来的地方。真相既明，"月亮在云中穿行"的看法，就显得幼稚、可笑了。但在没有弄清真相之前，"月亮在云中穿行"又何尝不像是真的呢？

"负性想法"实际上就是您心头的乌云，乍看世界好像一片阴暗，似乎再也见不到光明，其实您"心中的太阳"并没有消失。假如您忠于真理，追求真实，那么在敏锐地察觉和捕捉负性自动想法之后，就需要对这些负性想法仔细审视一番，找出它们的失真之处。倘若您真正认识了这些负性想法的谬误、失真，那么它们的魔力就会失去，抑郁症状就会慢慢地好转了，所以颇有补充说明的必要。

那么，怎样去发现负性想法的失真或错误呢？心理学家在研究抑郁症患者的信息加工过程中，发现**抑郁症患者对世界和自己的看法存在重大的歪曲**。主要有以下几种类型，您可以用来对照自己，看看自己的负性想法属于何种认知曲解，具有何种逻辑错误。

（1）**绝对性思考**

指以一种极端的非黑即白的方式评估自己。例如，一位大学生告诉我，因为未被名牌大学录取，所以虽然进入了高校，他仍然认为自己是失败者。这种思考方式要求自己尽善尽美，害怕任何缺点和错误。一位小学老师在示范教学时，一个偶然的口误使她身凉半截，心里说："这下我全完了。"这种评估事物的方式是不现实的，因为世界上不存在这种绝对的东西。标准过高乃至绝对，只会使你因为达不到而感到沮丧和失望。古人云："求望高远而不得志者有之。"欲求、期望过高或过多则不易满足，于是就有了抑郁之病。

（2）**主观臆断**

即在没有事实根据的基础上，武断地作出消极的结论。例如，某同事在街上从你身边匆匆走过，却没有打招呼，你心里一沉："我什么地方得罪他啦？他怎么不理我了？"其实这个同事也许正在想心事，并没有注意到你。一位教师上课时发现前排两个同学低头打盹,心想:"这节课讲得糟透了,同学都不喜欢听。"其实这两个同学昨晚跳舞跳得太晚,以致上课时仍感困倦。这种主观臆断是一种先入之见,不是实事求是看问题的方法,也是一种不科学的态度。科学态度是追求真理,应根据客观事实,经过反复验证,最后才下结论,而不是先下结论,再找证据。

(3) **以偏概全**

抓住细节或部分,对整体作出消极的判断。例如,某音乐学院的一位学生弹钢琴时,一老师说他动作不好,于是他认为自己的专业选择错了,"道路错了,一切都错了"。其实其他老师并没有说他有什么缺点,甚至还赞扬他的好学精神,但都不能令他释然于怀。又例如,一男青年写信向一位姑娘表示爱慕,遭到婉言拒绝后,遂认为自己再也不会得到爱情,没有女孩会喜欢他了。这类以偏概全的谬误是认识上的片面性的表现。荀子早已指出:"凡人之患,蔽于一曲,而暗于大理。"说明认识上的片面性是人的通病,纠正了片面性,才能认清事物的全貌,了解真相,否则就会变成"摸象的盲人",或沦为"井底之蛙"。

(4) **过度引申**

指将细小的过失引申到不适当的地步,作出整个人生价值的结论。如一位母亲因为不慎打碎一只碗，于是认定自己一件事也做不好，"不是一个好母亲"。一位女青年在给人照相时手抖了一下，拍坏了一张照片，于是认为自己无用，"天生的劣质"。这种过度引申之所以不适当，是因为无论何人都难免有过失，应当把个别的过失行为和人的整体评价分开，不能把人的错误与整个人画等号。

(5) 贬抑积极经验

患抑郁症的人常常扩大消极经验，缩小成功经验。他们一心注视消极的东西，而忽略与之相反的积极事物，甚至把积极的经验转变成消极的经验，以致成功也变成了苦恼，再也体验不到快乐的情感。例如一位大学生，每当考试成绩名列第一，就感到巨大的压力和痛苦，唯恐以后成绩会降下来，身心极其疲惫仍不敢休息，后来觉得生活如此痛苦，竟萌生自杀之念。有些患者做事成功之后，别人真心赞扬，他却把赞扬看成是虚假恭维，把成功视为侥幸，说"这是人人都能做的"。

(6) 个人化

即主动为别人的过失、不幸承担责任，把别人的错误、不幸归罪于自己。例如，认为一个朋友病故了，是自己对他不关心所致；子女在校没有得到好的评价，"全是自己做母亲的没有尽到责任"，等等。类似的想法掩盖了事情真相，对解决问题毫无帮助，反而造成了不适当的自我贬抑，也是极为有害的。

当然，还可以列出一些，但这几种认知曲解是常见的。如果您能以此为镜，用来审视一下自己失真的负性想法，找出其逻辑错误，那么，一旦有了新的想法而且符合真实，情绪也就会恢复正常了。

11. 自我盘问　行为检验
——抑郁症患者自助方法之五

在前面的自助方法的文章中，笔者对抑郁症患者提出的第一个方法，就是增加活动量，使自己逐步走出抑郁。因为增强活动能够打破抑郁和活动减少的恶性循环，并让患者发现自己仍然能做些事情，并能保持一定程度的控制生活的能力。

如果这样做了，抑郁症状仍未好转，那么就要进一步寻找引起抑郁的认知曲解，也就是对自己、以往经验和未来的消极看法。正是这些消极看法、想法与想象造成了您的抑郁症状。一旦认识到这些认知曲解，并且改变了它们，您的抑郁也将随之好转。关键还在于您要有一点勇气，作出决定去寻找自己的认知曲解。前面笔者已将抑郁症患者常见的认知曲解归纳为几个主要类型，不妨用来对照检查自己的认知方式。经过对照，如果领悟了抑郁来源于认知曲解，走出抑郁的道路也就呈现在眼前了。

如果你已了解自己有很多令人抑郁的想法，亦即"负性自动想法"，却不知道怎样去对付它们，那么这里介绍的两种方法，能够助你一臂之力。

第一种是**自我盘问法**。通过盘问，不但可以重新评价这些负性想法，而且能帮助我们找到更为现实、合理的想法，以替代它们。你可以根据自己生活经历的事实，对自己提出以下4个问题并一一进行回答：

（1）这些想法有没有事实根据？有没有不支持的相反证据？

（2）有没有更合理、更加符合实际的替代想法？

（3）这样想有什么有利之处和不利之处？

（4）这些想法中有什么样的思考错误？

为了使自我盘问更为有效，做一些作业或日记是很有必要的。有一种简单的作业称为"三栏作业"，就是在练习本上标出3个栏目，即负性自动想法、逻辑错误和合理的替代想法（参见前述）。每日如实记下头脑内的负性想法，然后审视其中有什么样的逻辑错误，再根据上述自我提问，试试寻找比较合理的替代想法。要尽可能多地记录负性想法和替代想法，开始时你会觉得找替代想法不容易，但练习对付50种以上的负性想法后，就会觉得不那么难了。

第二种是**行为检验法**。由于抑郁情绪总是伴随着重大的认知曲解，只有真正认识到自己的想法不正确之后，你才会改变它们。行为检验法就是帮助你改变认知的有效方法。其具体步骤是：

（1）写下头脑中出现的负性想法，并将其视为有待检验的一种预测。例如，"这件事我一定做不好"、"所有的人都讨厌我"，等等。

（2）检查这些想法的支持和反对证据。

（3）试着采取和负性想法不一致的、甚至相反的行动，譬如认为所有的人都讨厌自己时，偏偏去会晤几个重要的人，听听他们的意见。这样能帮助你认识自己的想法到底是对还是错。

（4）记录行为检验的结果。其实不外乎两种可能：一种是自己的预测未被证实，说明负性想法不对；另一种是自己的预测被证实了，但此时也不要失望，这是颇有价值的资料。不妨分析一下，自己做了什么才出现了这一结果，能否在以后采用不同的处理方式使其好转？并且据此构思新的行为检验计划。坚持用行为检验想法，将使你的想法日益接近真实，情绪亦将更加协调。

无论是自我盘问法，还是行为检验法，都已被医疗实践证明是克服抑郁的有效方法。有一位心情抑郁的大学生通过三栏作业练习，越做越有劲，情绪迅速好转，自信心又重新建立了。他觉得这种认知三栏作业，不但帮助他克服抑郁，而且使他学会了更科学的思考方法，眼界开阔了，思路更灵活了，对未来充满了信心和希望。

当然，仅仅知道这种方法是不够的，重要的是采取行动，并坚持这种自助作业，如果我们能做到坚持练习，那么克服抑郁也就指日可待了。

12. 告别抑郁 走向新生
——抑郁症患者自助方法之六

假如患抑郁症的人能够采取增加活动量的方法，克服自己不想做事、不想活动的被动状态；假如抑郁的人明白了抑郁情感来源于自己曲解现实的想法，同时开始识别、捕捉这些想法，并在行动上采取与之相反的做法，以检查其失真之处，用更合理更现实的想法取而代之；假如抑郁的人通过自助疗法，认识到自己的抑郁想法存在逻辑错误，从而矫正了认识事物的方式……那么，抑郁症患者将会发现，他们的情绪已经在逐步好转，其信心和希望也大大增强，这是毋庸置疑的，认知心理治疗的经验已充分证明了这一点。

在这种情绪好转的情况下，抑郁症患者的自助可以停止吗？不，还不能！因为抑郁的深层原因还没有被充分认识和清除。也就是说，以后还有抑郁复发的可能。为了真正消除抑郁，必须铲除引发抑郁的深层根源，千万不要半途而废！然而，什么是抑郁的深层原因呢？又怎样去认识和清除这些原因呢？

我们曾经说过，抑郁之所以产生，是因为心理上有失落感。这种失落感从以下三类想法中表现出来：第一类是对自己的消极看法，如抑郁症患者常认为自己是生活的失败者、一无是处、是一个废物等。第二类是对过去生活经验的消极解释，如常认为自己过去的生活充满了一连串的失误，自己什么事也做不好，虽然已是工程师或经理，却仍认为自己一无所有，取得的成绩，不过是偶然和侥幸所得，缺少积极的情感体验。第三类是对未来的消极看法，认为前途一片阴暗，没有任何希望。这三种想法是令人抑郁、痛苦的。但我们已经指出，这些想法是曲解事实、不符合逻辑的。许多抑郁症患者好转后，常能换一种眼光看待自己，为克服了这些曾使自己深陷痛苦之中的想法而庆幸。那么，抑郁症患者又怎么会产生这些失落的想法呢？

因为从童年时代起，长期的生活经历，使我们逐步形成了一套认识自己和世界的独特方式，形成了一套评价事物的信念系统。按照这套信念构成我们对事物的态度，成为支配我们的行为规则。我们对这些信念和规则深信不疑，不再为自己的意识所审查，因此我们说它是"潜在的"、深层的认知"**图式**"。抑郁症患者的这种"图式"或行为规则，是他们派生抑郁性想法的基础，是抑郁的深层原因。常具有以下特点：① 追求完美主义，认为自己必须是完美无缺的，否则就是失败；② 渴望事事成功，不能承受任何挫折；③ 渴望别人赞许，如果受到批评，说明自己是低劣的人，人生就没有价值；④ 想控制客观事物的进程，一旦发现事情发展和别人的言行超出自己的控制，则不能接受，并怨恨别人和整个世界。

患者的这种"图式"常常是绝对的、僵硬的、片面的。我们认识世界和自己的方式是需要不断发展的，要全面、准确地认识世界和自我，就要学会"放弃"过时的、片面的认知方式。**抑郁的发生是一个明确的信号，修改潜在的"图式"已经势在必行。**

我国古代哲人说过，"人生而有欲"，"执者失之"，"无执，故无失"。这些话既说明了产生失落的根本原因，又说明了防止失落的方法。我们知道，产生失落有两种情形，一种是认为应该得到的而没有得到，如升学、晋升、恋爱等；另一种是发觉原来享有的现在失去了，如子女离家、青春逝去、财产损失等。在这两种情况下，当事人都是希望继续得到或渴望得到一些东西，都是"有所执"的。倘若我们能够认识到许多丧失是必要的，学会"放弃"，就不会有失落感。这就是"**无执，故无失**"。既然什么东西也未拿着，当然也就不会失落什么。

试举一例来说明这个道理。王某意外地丢失了一笔钱，认为是一个损失和不幸，情绪糟透了，他体验的就是失落的痛苦。如果王某在另一种情况下，为了慈善事业捐赠，拿出同样一笔钱时，体验却大不相同，欣慰和自豪感油然而生。对于王某来说，同样是少了一笔钱，为什么感觉却不同呢？这就是因为前者"有执"，不想丢失这笔钱；后者"无执"，是主动献出的，当然不会产生失落感了。

清代有位李渔先生，在劝人行乐的诸文中，推荐"退一步法"，"我以为贫，更有贫于我者；我以为贱，更有贱于我者；我以妻子为累，尚有鳏寡孤独之民，求为妻子之累而不能者……"，"所谓退步者，无地不有，无人不有。想至退步，乐境自生"，这种方法颇值得借鉴。古希腊哲学家苏格拉底一直很乐观，有学生问他："您的心情为何总是那么好？"苏格拉底回答说："因为我没有那种失去了就会使自己感到遗憾的东西。"从他的话里应能悟出如何达到乐观的途径。

心理学家指出，**很多人过早停止了自己的认识发展，只有少数幸运的人在坚持不懈地探索现实，永远扩展、冶炼、筛选他们对世界的理解**。让我们借克服抑郁之机，全面审视自己的信念。坚持忠于现实，学会放弃不合理的、不现实的信念和态度，积极地面对新生活吧！

13. 识别老年抑郁症

老年抑郁症同青、中年期抑郁症比较，有些不同特点。由于老年人身体疾病较多，又面临复杂的生活事件，所以老年抑郁症常被身体疾病掩盖或混淆，也常被误认为是其他精神疾病或老年人的痴呆。识别困难加上老年人就医不便，使老年抑郁症往往得不到及时治疗。其中有些老年抑郁症患者还会萌生自杀念头，甚至发生不幸，酿成悲剧。

老年抑郁症是可治的，但首先在于及时识别。老年抑郁症患者同样具有情绪低落、兴趣和愉快感丧失、自责自罪、消极观念和睡眠、食欲等改变。不过患老年抑郁症的人常常诉说躯体问题，如反复诉说腹部不适、大便不通或头昏脑涨、浑身酸痛；他们的疑病倾向常较明显，以为患了癌症或痴呆症，通常伴有焦虑不安、烦躁等表现；偶有老年患者呈"假性痴呆"外貌，行动迟缓而智力检查很差；有些老人诉说孤独、无聊、无人交谈或为经济困难而苦恼。

失落感是引起情绪抑郁的心理原因。老年人常有失落感,年老体弱多病,视听功能减退,行动迟缓等常被体验为"健康的丧失";老年人退休后,失去了原来的社会角色和工作;还有丧偶、子女远嫁或远离、婆媳不和、收入减少等重大丧失事件。很多老年人对未来很茫然,有黄昏感;社会角色变化后不能适应,失去了对未来的生活目标;他们看到自己日渐衰老,仿佛已能看到自己生命的终点;生活交往范围日益狭小,孤独、寂寞、抑郁、不安日益增加。这些失落感都能导致老年抑郁症。

老年人都应注意心理卫生,预防抑郁症。首先,要对老年期有正确看法,大多数老年人对老年期持悲观态度,他们不了解,对生活所持的态度决定了自己的情绪好坏。如果对生活采取悲观解释,就体验抑郁情绪,如果采取乐观解释,就感到快乐、充实。须知情绪好坏是老年人会不会迅速衰老的一个决定性因素,因此教那些即将退休的人学会控制情绪有非常重要的意义。而且老年人及其亲属要了解,消极情绪如抑郁、焦虑、生气、孤独感是健康的危险因素,削弱免疫,增加心脏病危险。所以,我们应改变对老年的悲观看法,学会自我调节情绪,学会宽容、慈爱、互相倾听和理解。

一位神经科学家说:"快乐晚年的秘密何在?要努力在生

理和心理上保持活跃，保持良好的友谊，保持乐观。" 老年人应重视采取健康的生活方式，我建议：

（1）每天坚持适当的运动锻炼。"流水不腐，户枢不蠹"，经常有规则地进行身体活动，不但能维护身体各器官生理功能良好，而且由于身体运动时大脑产生一种能使人愉悦的称为"内啡肽"的物质，所以，经常进行身体活动的人常常情绪良好。运动需要一定的量，但又不要过度，不宜过分激烈。采取何种运动方式，各人可根据自身条件和爱好进行选择，关键是持之以恒。

（2）积极主动做些容易做的事情，保持忙碌。集中精神做事时常使人感觉良好而不再忧虑，而且由于做成一些事情，能获得成就感，提升自信。其所以从容易做的事开始，是因为**"天下难事必作于易，天下大事必作于细"**。老年人要注意保持生理和心理上的活跃，才能使自己常葆青春活力。

（3）培养广泛的兴趣爱好。记得英国哲学家罗素说过：**"幸福的秘诀在于努力扩展自己的兴趣，友善对待自己感兴趣的人和物，而不是对人敌视。"** 因此，老年人要想保持乐观的心境，有广泛的兴趣爱好是很重要的。有些人退休后常觉得生活单调、枯燥无味，容易情绪低落，和他们平时缺乏兴趣爱好可能有些关系。

(4) 拥有至少一个可以信赖的朋友，创建良好的社会支持系统。没有友谊，那就意味着是在"情感沙漠"中生活，缺少生命气息，注定成为孤家寡人。老年人要保持友谊交往，不要限制自己的生活。

(5) 家庭亲睦和谐、互相体谅、宽容理解。家庭亲睦和谐的重要性不言而喻，重要的是家庭成员要注意沟通，应互相体谅，互相宽容。老年人既要理解子女生活的辛苦，不要老气横秋，一味指责，又不宜过分溺爱、依赖，或企图为他们的未来安排好一切。

(6) 既要有"**老骥伏枥，志在千里**"的奋进精神，热爱生活，自强不息，建立对生命创造力的更大追求，又要能坚守**清心寡欲、淡泊宁静**的生活原则。因为热爱生活，自强不息的人，具有应对生活难题的信心，能始终保持乐观；欲求过高，则容易失落，而失落感是会引起情绪抑郁的。

(7) 生活中难免会遇到各种困难，老年人仍要保持乐观豁达的生活态度，以建设性思考方式看待生活中的挫折和困难，选择乐观的解释与信念，识别和矫正负性认知。如果我们都能以博大的爱心真诚待人，厚德载物，尊崇理性，不断发展和更新自己的认知，行为遵循高尚的道德规范，并且始终围绕真理的枢轴而行动，那么，我们虽然生活在人世间，那也就和生活在天堂里一样了。

(8) 饮食均衡，不可暴饮暴食，注意节制烟酒，最好戒烟限酒，注意睡眠卫生，保持良好的睡眠习惯，使自己拥有高质睡眠，坚持良好的生活方式对心身健康是非常重要的。

由于老年抑郁症易被当成其他疾病，不少脑部疾病在老年人身上发生时，也会表现抑郁症状（如老年性痴呆早期、脑动脉硬化、帕金森病等），因此，怀疑有老年抑郁症时，应及时到精神科门诊或医学心理咨询门诊检查。

老年抑郁症的治疗有两条途径。一是抗抑郁药治疗。目前已有一些能用于老年人的抗抑郁药，如舍曲林、氟西汀、艾司西酞普兰、氟伏沙明等。二是针对老年人的心理问题进行心理治疗。根据本文前面说明的原理，老年人如果能理解客观自然规律，接受"某些不可避免的丧失"的事实，也看到自己经验增加、对人生理解更加深刻的积极方面，同时继续保持发展的积极态势，开发自我潜能，使未来的期望和现实一致，做到自己内心安宁，与环境和谐，与自然协调，那么就不会因丧失而产生失落感，从而也不会发生抑郁症。采取这种现实、积极的态度，也有利于抑郁症的康复。建议老年患者要增加活动，例如做操、打太极拳、唱歌、绘画、访友等，努力使生活丰富多彩，因为采取了积极的行为，能使老年人的心境逐渐明朗起来。

➡ 14. 如果有了自杀念头怎么办？

  心情抑郁的人，看待一切事物都带上了悲观色彩，严重时就会损害自己的自尊心和自信心，把自己看得一无是处，认为自己一个失败接着一个失败，觉得前途渺茫，再也无法好转，甚至进一步否定自己生存的意义，认为自己的生活已经毫无价值，产生绝望、无助的感觉，从而萌生自杀念头。自杀念头的出现，反映其抑郁程度已经比较严重。如果轻率地付诸实施，往往酿成大错。

  如果您的身边有人患了抑郁症，频频出现自杀想法或有自杀意图，应劝告患者及时寻求专业人员的帮助，及时救治，不可心存侥幸。

  如果您患了抑郁症，并已萌发轻生念头，切记这是一种病态，抑郁给人的情绪感觉决不是真实的反映，也就是说这时的感觉是因为戴了抑郁的"有色眼镜"造成的。千万不能"跟着感觉走",这种消极的感觉只会把人引向歧路。您一定要认真问问自己,这种念头合理吗?它有什么根据吗?这些根据真实吗?这样您就能认识到这种情绪感觉不可靠,从而不受它的蒙骗和支配。

如果自杀念头是因为您对抑郁症治疗没有信心,认为每日总是老样子,不见好转,觉得前途阴暗,看不到一点光明,于是您感到绝望,以致想到轻生。那么,我要告诉您,您的这种感觉也是不符合真实情况的。因为我们的经验证明,经过适当治疗几乎所有的抑郁症都是能够好转的。抑郁使您感到一团阴暗,但这是暂时的。要记住,黑夜总有尽头;黑夜之后就是白天。如果您有自杀意念是因为您对自己有许多不满意,觉得您有太多缺陷和弱点,以致您自我嫌恶,想要轻生,那么,实际上您是在追求绝对完美,而这种想法是荒谬的。因为世上并没有绝对完美的东西,人无完人,任何人都会有某种缺陷。由此可见,因为感觉自己不完美而想自杀,显然是荒谬的。

根据上述分析,您的自杀意念是没有根据的,或者说,您的根据是不真实的,只是一种病态感觉造成的。如果您有自杀想法是觉得人生坎坷,因而想自杀以回避艰难和痛苦,那么,这丝毫不能说明您勇敢,恰恰说明了您的怯弱,您没有勇气面对人生,您向抑郁症屈服投降。

我们认为，有了自杀念头的人，要认真检查这种想法的根据，不能被消极情绪感觉所蒙蔽，同时，也要有勇气向别人倾吐自己内心的痛苦，取得大家的支持和帮助。珍惜人生，珍惜生命，决不要轻易屈服于抑郁病魔。如果一时难以摆脱抑郁，千万不可轻率地作出如此重大而又极端错误的决定，宁可试试做点力所能及的事，转移自己的注意力或向别人求援，比如，请医生治疗，或向亲友求助。也许，您有一天会发现，"山重水复疑无路，柳暗花明又一村"，在排除抑郁自杀危险之后，人生是多么美好啊！

让心中的太阳发光——促进心理健康的自助方法

理解焦虑　战胜恐惧

人有悲歡離合
月有陰晴圓缺
此事古難全

蘇東坡句 古陽姜公俊

➡15. 适度焦虑有好处

尽人皆知，焦虑是一种痛苦的情感，其核心是担心、忧虑，乃至惶惶不安，通常人会感到精神紧张和植物神经活动亢进。但焦虑本身并无危害，适度焦虑甚至还有好处，很多人却不认识。无论何人预感到某种威胁或危险降临时，都会有焦虑出现。比如接受一项陌生的新任务、即将参加考试、将同某位异性见面、或与某位重要人物晤谈、准备进行较大的手术等等，通常都会引起程度不等的焦虑反应。个性羞怯、缺乏自信、过分诚实和应对经验不足的人，更容易出现焦虑反应。

人们以为焦虑对身体有害，是因为焦虑反应出现时，除了有紧张不安和恐惧感之外，常常伴有头晕、胸闷、心悸、喉头梗塞感、呼吸急促或窒息感、胃部不适、多尿、阳痿、头痛、出汗、震颤、失眠、疲乏、注意力不集中、记忆困难、学习效率下降等症状。人们不了解焦虑只是一种心理现象，往往对焦虑时的各种症状发生误解。例如，由于焦虑伴随的心悸、心慌、呼吸急促、胸闷等症状，很多人以为得了"心脏病"，多次进行心脏方面的检查，如心电图、超声心动图、心电连续描记、运动试验等等，或住进心脏科病房求治；由于阳痿等性功能障碍，求助于泌尿科医师；由于头痛、头晕，以为生了"脑瘤"；由于失眠，注意力不集中、学习下降、情绪烦恼、好发脾气、胡思乱想，以为是"精神分裂症"。这些误解不仅加重了焦虑，使焦虑愈演愈烈，更有甚者，可能由于误治造成许多不良后果，或病人擅自服用镇静药，或通过吸毒、酗酒等不适当的处理方法而导致种种不幸。

其实，焦虑反应虽有种种不舒服的症状，但短暂的焦虑反应本身并不会引起身体的危害性后果。一旦焦虑反应消除，就会立即恢复正常的功能。焦虑反应不会引起永久性身体病变，它既不会引起"心脏病"，也不会形成"脑瘤"。只要你不对它进行曲解，不添加可怕的"想象"，敢于面对困难而不回避问题，焦虑就不会变成慢性。如果已有身体疾病，又继发焦虑反应，情况要复杂一些，此时身体疾病症状和焦虑症状并存，更易误解，但除非焦虑过重又过于持久可能对身体不利外，适度的焦虑反应仍然是无害的，一旦肯定身体疾病能够好转或已好转，焦虑就会消失。因此，焦虑反应没有什么可怕的。

那么，为什么说焦虑反应甚至还有好处呢？这是因为，大自然赋予人脑一种"**焦虑程序**"，人一旦预感到危险，"焦虑程序"就会自发地启动，产生一组心理与生理变化及行为反应，迫使人采取行动，或寻求帮助以对付面临的威胁。正因为我们有这种"程序"，我们通过学习获得了预见危险的能力。我们在焦虑信号响起时作出有效行动，或避开可能的危险，或排除伤害性的威胁，从而有利于我们的生存。适度的焦虑还有助于把人动员起来，为对付困难作好准备，常能导致高效能的操作。假如人没有焦虑反应的能力，看起来似乎很好，但实际上可能更不安全。试想汽车司机驾车行驶时，他会体验到一种连续不断的轻微担忧，就可使他对可能的危险始终保持警惕。但很多人只感到焦虑的痛苦，一有焦虑就想回避，以致弄到整日心惊肉跳、惶惶不安的地步。我们认为既不要害怕焦虑反应，也不必回避发生焦虑的情境。因为回避发生焦虑的情境，虽然焦虑暂时减轻了，但问题反而更难解决了，因为回避掩盖了问题，让人觉得危险似乎更真实了。还有很多人发生焦虑反应之后，总力图用意志克制，结果毫无用处，这是因为"焦虑程序"一旦启动起来，它不能由主观愿望压制，唯有当事人认识到"危险已经过去"，或者认识到事实上"没有危险"时，焦虑才会停止。

焦虑是一种极其普遍的现象，不管是男人还是女人，成人还是小孩，也不管文化程度和职业、地位，都会发生焦虑反应。《三国演义》电视剧有这样一个情节，当诸葛亮得悉刘备被周瑜邀至江东时，他大惊失色，一边说："我主危矣！"一边就急急忙忙地奔跑起来。直到他看到刘备身后站着威武的关羽时，才松了一口气说："我主无险矣。"这表明诸葛亮突然意外地获悉一种蕴涵危险的信息时也发生了很强的焦虑反应，只有在重新评价了现实情境，获得了可靠的安全感觉时，焦虑反应才自动停止。由此可知，**危险的预感是启动焦虑程序的"指令"**，理解了这条"指令"，我们就掌握了对付焦虑的秘诀。

16. 评定自己焦虑程度的方法

假如您觉得自己有了焦虑，想了解自己焦虑的程度如何，那么，您可以利用下列焦虑自评量表（SAS）进行自我检测。焦虑自评量表包含了20项焦虑的常见症状，每项症状按其出现的频度分成4个等级，您可根据最近一星期的实际感觉，在每项症状后面的4个方格内选择适当的方格打一个"√"。

序号	感觉症状	没有或很少时间	小部分时间	相当多时间	绝大部分或全部时间	得分
1	我觉得比平常容易紧张和着急					
2	我无缘无故地感到害怕					
3	我容易心里烦乱或觉得惊恐					
4	我觉得我可能要发疯					

续 表

序号	感觉症状	没有或很少时间	小部分时间	相当多时间	绝大部分或全部时间	得分
5*	我觉得一切都很好，也不会发生什么不幸					
6	我手脚发抖打颤					
7	我因为头痛、头颈痛和背痛而苦恼					
8	我感觉容易衰弱和疲乏					
9*	我觉得心平气和，并容易安静坐着					
10	我觉得心跳得很快					
11	我因为一阵阵头昏而苦恼					
12	我有晕倒发作或觉得要晕倒似的					
13*	我呼气、吸气都感到很容易					
14	我手脚麻木和刺痛					
15	我因为胃痛和消化不良而苦恼					
16	我常常要小便					
17*	我的手常常是干燥、温暖的					

续 表

序号	感觉症状	没有或很少时间	小部分时间	相当多时间	绝大部分或全部时间	得分
18	我脸红发热					
19*	我容易入睡并且一夜睡得很好					
20	我做噩梦					

* 为反向记分，即按 4、3、2、1 方式记分

20 项都作了回答以后，凡没有或很少时间者，得分为 1；小部分时间者，得分为 2；相当多时间者，得分为 3；绝大部分或全部时间者，得分为 4。但其中标记有 "*" 的 5、9、13、17、19 这 5 个项目要反向记分，因为这 5 项发生越多时，焦虑程度越轻。因此这 5 项如果在没有或很少时间的方格内打 "√" 时，原应记 1 分，此时应记为 4 分，依此类推。20 项评定得分都完成以后，可将 20 项得分相加，得粗分，再用粗分乘以 1.25，取整数部分，就得焦虑自评量表的标准分或总分，用来表示焦虑的严重程度。

对我国正常人应用焦虑自评量表评定的结果，总分不超过 46 分，因此，如果焦虑自评量表总分大于 50 时，应考虑确有焦虑存在。总分越高，表示焦虑越严重。

焦虑自评量表的内容虽然简单，操作也方便易行，但其评定效果并不差，而且重复评定的可靠性良好。焦虑自评量表评定结果和心理咨询医师的临床检查以及其他评定量表的评定结果有良好的一致性。因此，焦虑自评量表是评定焦虑严重程度的良好工具。

但是，您千万不能误解：焦虑自评量表测试表明有严重焦虑时，并不能说明焦虑的原因，不能说明焦虑由何种疾病所致。有时，一个患抑郁症的人也会伴发焦虑，焦虑自评量表的评分也会高达50～60分。因此，有了焦虑，还要进一步分析原因。

➡ 17. 认识一种心理疾病——惊恐障碍

惊恐障碍，是一种间歇发作性焦虑的心理障碍，基本特征是反复发作的强烈恐惧，伴有多种身体症状，如心动过速、头晕等。这种惊恐发作可在没有任何外部威胁时重复出现。50%～60%的病人由于发作时有窒息感，自觉呼吸的空气不足，常导致过度换气。此时由于过多的二氧化碳被呼出，使血液向碱性偏移，从而产生双侧或一侧轻度手指发麻，最严重者累及面部和四肢，特别是口周发麻。很多患者出现对死亡的恐惧，部分患者会出冷汗、手抖和站立不稳，少数患者有上腹不适或腹内空虚感觉。每次发作持续时间短者仅数分钟，长者可达半小时至1小时。

大多数惊恐障碍患者在发作之后往往害怕再次发作，形成**对恐惧的恐惧**。以后他们对可能会引起惊恐发作的情境多有回避。如一位副教授在上课时出现惊恐发作，她马上中断上课，不久症状消失。然而她再次进入教室，惊恐又会发作，以致不得不停止课堂教学。后来在电影院里也出现惊恐发作，她只好立即离开影院。这种对再次发作的恐惧及对恐惧发作情境的回避行为，严重影响患者的工作、学习，使其生活质量大大降低。

惊恐障碍并不罕见。美国国立精神卫生研究所认为，美国成年人中有300万人在生活中某个时候将患这种心理疾病。我国对这种心理疾病还未作过系统研究，仅就我们上海医科大学中山医院心理门诊所见，1987～1988年的1013例求助者中，有275例以焦虑为主要表现的病人，其中惊恐障碍占15%左右。

惊恐发作大多从青年期开始，但也可发生于儿童期和老年期，女性约为男性的2倍。最初的惊恐发作可能有一定的诱因，如工作负担过重、亲人离家或朋友病故，也可在外科手术、交通意外、分娩及过多饮用咖啡、浓茶或使用兴奋剂后发生。

惊恐发作时由于强烈的恐惧感"浸没"全身，病人往往以为自己"会死去"、"神智丧失"，或者觉得"会丢脸"。虽然这种可怕的后果并未真正出现，但惊恐障碍患者在当时觉得好像是真的。因此，他们极其痛苦。

问题在于，这种痛苦的心理疾病尚未引起人们的注意，许多人不理解这种心理疾病。通常也会把惊恐发作时的身体症状误解为严重的身体疾病，如把胸闷、心悸误以为"心脏病发作"，将晕眩感和失控感理解为"将要中风"。他们反复到心脏科、急诊或神经科检查治疗，而忽略了心理疾病的本质，问题当然得不到解决，甚至有误诊、误治的危险。事实上，这种心理疾病造成了严重的身体功能和社会功能的损害，其对社会功能的损害超过了糖尿病和冠心病，对身体功能的损害也并不逊于糖尿病。

这种心理疾病还常常伴发抑郁，在我们见到的惊恐障碍的患者中34%出现严重抑郁症状，其中有些人甚至多次想到自杀。最近有研究表明，这种心理疾病往往需要较长时间的治疗，并且部分患者好转后还可能复发。因此只有正确认识这种疾病对生活质量的影响，才能引起人们的重视，并采取正确的对策。此外，还要认识这种心理疾病治疗的持久性和复发的可能性，才能使治疗顺利实施，最终解除这种疾病的痛苦。

20多年来，心理治疗和药物治疗的进步，为促进惊恐障碍的好转提供了新的手段和希望。其中认知行为治疗方法有很好的疗效，而且不难学会，患者也可以用来自助，以减轻痛苦。

18. "惊恐发作"不是心脏病

一位年近30岁的女士，丈夫出国之后，独自一人在家深感不安，因为想到种种困难以后需要独自处理，甚为忧虑。一日突觉心悸、胸闷、气透不出、头晕、面手发麻，极其难受，似乎心肌就要"梗死"，又仿佛自己将要"发疯"。但在医院检查、做心电图，除心跳较快外并无"心脏病"证据。这种发作是一种心理疾病的表现，称为"惊恐发作"。

这种心理疾病通常见于青年人，也可见于某些老人或少年。女性患此病者约为男性2倍。最初的发作常很突然，诸如在上班的路上、谈话时或睡梦中意外地发生，患者有强烈的恐惧感伴随出现一组极不舒服的症状。

患惊恐发作的人中有的可能一次发作后不再出现，对生活影响不大；有的反复发作，甚至十分频繁，这就会严重影响他们的生活和工作。由于对惊恐发作的恐惧（即我们前面提到的

"对恐惧的恐惧"),在发作间期患者常常还有些焦虑。如果惊恐发作都在一定的情境中出现,则会形成"**恐惧症**"。患者因为害怕惊恐发作,往往回避这些情境,结果使其日常生活受到很大限制,甚至失去工作能力。

很多有惊恐发作的人不认识这种心理疾病,并且常常否认有心理问题,他们对惊恐发作时的症状极其忧虑,在医生告诉他们没有威胁生命的疾病存在时,这种忧虑也没有消除。他们可能四处求医,想找到医治他们自认为的"心脏病或呼吸系统疾病"的药物。

由于很多医生常常诊断不出惊恐发作这种心理疾病,患者寻求医药治疗的过程可能会延续很长时间,有的患者已经求医达5～6年之久,跨越几个省份,先后在十多家医院检查用药。有时,有的医生确实认识到是心理疾病,但他们在解释时往往说"这种情况不重要",或者说"这种疾病没法治疗"。对于惊恐发作反复出现的人来说,这样的回答是不起作用的,反而更让他们觉得灰心丧气。

其实,以惊恐发作为主要表现的惊恐障碍是可治的,70%～90%的患者经过治疗症状能获得显著减轻。治疗前当然要作全面的医学检查,在排除甲状腺功能亢进症、某些类型的癫痫、心律失常等疾病后,可采用"认知行为治疗"和药物治疗两种有效的方法。除了治疗不规则、病情已呈慢性、对心理治疗不配合者外，几乎都能取得不同程度的好转。研究证据显示，认知行为治疗可使90%的患者惊恐发作消失。如果患惊恐障碍的人能理解和运用认知行为治疗，也可以进行自助。

19. 惊恐发作时一种有效的自助方法

惊恐发作时患者突发胸闷、呼吸困难、气透不出、心脏剧烈跳动、头昏、颤抖，有将要倒下死亡或快要发疯的感觉，病人内心恐惧极了，以致大口喘气，立即要去医院急诊。此时由于患者过度换气，大量二氧化碳呼出，引起呼吸性碱中毒，患者感到面部、手指发麻，头重脚轻，仿佛将要晕倒。这一系列极度令人恐惧的感觉是很有特征性的，病人常误认为自己"患心脏病"、"要发狂"或"要昏倒"等。尽管这种惊恐发作通常只有15分钟到半小时左右，但患者的惊悸、恐怖、痛苦到了极点。即使医学检查证明并无心脏病或其他严重疾病，但患者对这种发作仍然是心有余悸、忐忑不安的。

惊恐发作的感觉虽然可怕，其实并不会真的发生什么可怕的事情，因为这只是一种心理障碍，一种急性发作的焦虑罢了。日常生活中总有一些事件引起我们的某些不适感觉，例如天气闷热、室内通风不良可以产生头昏感觉；同家人争吵生气可引起心悸、胸闷；奔跑后会上气不接下气、心悸；甚至突然从坐位上起立也可能会头昏、心悸，这些不适感觉原本没什么要紧，但有些人把这些不适感觉误以为身体或精神危险的征兆，作出灾难性的错误理解，于是惊恐发作随之发生。

通常，轻度的胸闷或呼吸不畅往往被错解为要窒息或将死亡的预兆，晕眩感往往被看成要昏倒的证据，心跳加快或心悸则以为生了心脏病，焦虑时的多想则被错解为可能要发精神病。因此，**惊恐发作其所以发生，关键在于人们对某些身体感觉作了灾难性的错误解释。**正是他们的错误解释（包括错误的想象，如想象在街上昏倒）促成了惊恐发作。

惊恐发作时体验到的身体感觉如面部和手发麻、晕眩、失控感等是过度换气造成的，并不是病人害怕的"心脏病发作"或"大脑出了毛病"。假如您有过惊恐发作，不妨做个试验：您用口鼻快速呼吸，起初每分钟15次，并无症状出现，然后您加快呼吸，使每分钟达30次，2分钟后您会有一些身体感觉，您看看和惊恐发作的感觉是不是很相似？假如您在外面突然意外地出现这些感觉，您会怎么想呢？把这些感觉想象得很危险是不是？这说明惊恐发作时的部分感觉是可以人为引起的，当然您也可以通过控制呼吸、采用缓慢的深呼吸使不适感觉消退。

同理，我们也可以用一些很简单的方法对付惊恐。为了减轻过度换气造成的症状，您可以准备一个完好的纸袋或信封，在惊恐发作似乎要开始时将纸袋套住口鼻进行呼吸，不使漏气，将呼出的二氧化碳重吸回去，惊恐发作往往能迅速停止。曾有一位患者每日惊恐发作1~2次，几个月来一直以为生了心脏病，看了许多次急诊，查了数十次心电图，始终未查出心脏病，患者不堪发作之苦。后来他试用信封套住口鼻呼吸，令他惊奇的是惊恐发作竟然很快停止了。他终于相信，自己不是得了心脏病，心脏病发作怎么能用一个信封套住口鼻呼吸治好呢？明白了这是一种心理疾病。

还有一种训练呼吸法也可用于自助。您可用一盒磁带先录下呼吸指令，说"吸"3~4秒，然后说"呼"3~4秒，使每分钟呼吸在8~12次左右，最好采用腹式呼吸法。如果您能延长说"吸"与"呼"的时间，轻柔地扩大吸气和呼气，这样缓慢而舒适的呼吸就可减轻惊恐的感觉。然后您可以不用磁带，逐渐地延长每次呼吸的时间。以后如果出现惊恐发作，您就可以用这种控制呼吸的方法帮助自己了。每天坚持练习有利于减轻焦虑水平，如果您觉得有焦虑预感，可以采用下列三个步骤预防惊恐发作出现：首先，命令自己停止焦虑的思绪；接着，将注意力集中到您周围的事物上；最后，开始做呼吸控制训练。需要注意这种自助方法要在有焦虑不安的早期就开始做，如果惊恐发作已经出现，这三步常难以做到。

  这只是对付惊恐发作的一种方法，如要完全消除惊恐障碍，您需要挑战您对身体感觉的灾难性错解，只有您真正认识了自己的认知歪曲，知道某些身体感觉其实无害，并且克服了对恐惧情境的逃避心理，您脑中的焦虑程序才会关闭，惊恐障碍才能真正消除。

➡ 20. 对付惊恐发作的几种策略

惊恐障碍是一种心理障碍，惊恐发作是人们对他们的一般身体感觉按灾难的方式作出了错误的解释或想象引起的。本来人们在日常生活中，由于工作学习的压力、人际矛盾、家庭事务或者环境的变化，总会产生一定的"应激反应"，伴随某些身体感觉或情绪变化，如头昏、心跳、轻度气促等，假如人们理解这些感觉是正常应激反应的一部分，并且自信能够合理应对时，这种情况将不会成为问题。但很多人多年来形成了一种按威胁或灾难的样子去解释外部信息（包括身体感觉）的方式，他们把原本正常的身体感觉想象成严重疾病或不幸的证据，并且回避他们自认为"有威胁性质"的情境，这就引起了惊恐发作。

因为惊恐发作是心理障碍，是认知曲解促发的，虽然样子很可怕，但如果理解了它的实质，就可以采用几种策略来对付它。

（1）您要记住，惊恐发作时您有窒息感、气透不出、剧烈心跳、面手发麻、死亡恐惧、失控、要晕倒等种种可怕的感觉和症状，但是这些症状实际上并没有危险，也不会留下任何伤害。人在惊恐发作时的心电图大多数是正常的，窦性心动过速比较多见，少数可有 T 波的一过性改变，这与过度换气有关。身体其他方面的检查一般也在正常范围内。因此，您实际上没有危险。您感到的危险不是事实，而是您的灾难性解释和危险的想象。

（2）您要理解，您所体验的感觉实际上是您对"应激"（通俗说法叫"压力"）的正常身体反应的放大。人们在现代社会生活中会碰到各种各样的使人紧张的事情，这是十分自然的。在这种情况下出现不安的感觉，伴随一些植物神经功能改变，是人人都有的"应激反应"，并且是有利于人们适应的，您不必竭力压制或否定它，而应该理解这种反应的普遍性和合理性。一旦您接受了这种反应，它对您的影响也将随之减弱。

（3）不要竭力克制您的感觉或想将它们排除。您越是愿意面对它们，它们的强度也越弱。这是因为焦虑反应是大自然在人类大脑中编制的一种程序，一旦您意识到危险的信息，焦虑程序就会反射性地自发启动，单靠您的意志并不能使其停止。

如果您能面对它们，检查使您焦虑的证据，检验引起焦虑的信息的真实性，在您认识到并无危险之后，焦虑将迅速减轻、停止。

(4) 不要用"可能会发生什么"的想法或想象来加重您的惊恐！如果您出现"如果……那么会怎样"的想法时，您就对自己说："那又有什么关系！"因为**人的大脑不能区分真实的与想象的危险信息**，大脑对想象的危险所起的恐惧反应和真实危险时一样，所以，您决不要臆想什么"可能的"危险。

(5) 面对现实，生活在现在。注意：实际发生的事情和您认为可能会发生的事，其实并不是一回事。须知，很多人总想生活在将来和过去，而这两者只能是幻想，同现实脱节，结果必然由于目标不能实现而受挫，或者由于悔恨过去而烦恼。只有现在，才是唯一确实的。抓住了现在的每分每秒，忠实于现实生活，活在当下，才能获得心理上的稳定感。

(6) 评定您的恐惧程度，按0~10分估计之，并注意它的上升与下降，您会发现它不会停留在很高水平上超过几秒钟。这一事实将告诉您，惊恐发作最痛苦的阶段不过几秒钟，不久就会烟消云散。当您仔细衡量自己的恐惧程度时，也意味着您敢于面对它，恐惧感将随之减轻。

(7) 当您出现恐惧的想法时，请改变您的"如果……那么会怎样"的思考方式，将注意力集中到一种简单任务上来，如从100开始连续减3，或用橡皮圈套在手腕上轻轻抽打。

（8）请您注意，当您不再将令人害怕的想法加入您的恐惧里时，惊恐将开始消退。正如本文开始所说，惊恐来源于对一般感觉的灾难性错解，如果停止灾难性错解，惊恐就逐渐停止。

（9）当恐惧袭来时，您要接受它，等候一段时间，决不要试图逃避。因为您逃跑的话，恐惧感会增强，您会觉得危险似乎更真实了。心理学家詹姆斯说：**"我们因为哭，所以愁；因为动手打，所以生气。并不是我们愁了才哭，生气了才打。"**我们也可以说：**"我们因为逃跑，所以害怕。"**正是逃跑的行动加强了恐惧感觉。

（10）请对您取得的进步感到自豪。试想当您这一次对抗恐惧成功时，内心的感觉多么满足啊！英国哲学家罗素告诉我们："男子或女子身上体现的任一形式的勇气，同士兵所具有的勇气一样，应同样予以颂扬。"勇气越大，忧虑就越少。既然惊恐发作不是来源于真实的危险，它的底座是在您的心里，您何不借此来培育自己的勇气，健全自己的心理呢！

➜ 21. 控制焦虑的一种简便方法

当您将要面对威胁性事物或可能要面对不利的处境时，如果感到紧张不安，呼吸心跳加快，这就是医学心理学所说的"焦虑反应"。其实，焦虑是大自然赋予人类的一种"程序"，每当人们觉察到某种潜在的危险时它就启动，促使人们未雨绸缪，避开危险。所以，焦虑对人具有一定的保护作用。焦虑时有三组症状出现，一是紧张不安、恐惧易惊，对声、光刺激敏感，烦躁易怒、入睡困难、注意不能集中等；二是植物神经活动亢进，如胸闷、窒息感、心跳加快、心慌、出汗、颤抖、入睡困难，重者有面手发麻、濒死感、失控感、将晕倒感等；三是行为反应，包括回避焦虑的处境、寻求安全保证、吸烟、喝酒、服镇静药等。虽然焦虑刚出现时，这些症状并无危害，但很多人没有认识到焦虑是一种心理问题，把焦虑时的症状错解为危险的疾病，如有的人把胸闷、心慌理解为"发生心肌梗死"，大呼"救命"，叫救护车去看急诊。由于这种灾难性错解，焦虑的程度进一步加剧，反复出现"惊恐发作"，以致惶惑不安，非常痛苦。

现在我们理解了焦虑的本质是心理反应，焦虑初期的许多身体症状并无危害，如果再学会对付焦虑的一种简便自助方法，我相信您对控制焦虑会更有信心。这种方法叫做**"焦虑管理训练"**，其原理在于：人们发生焦虑时内心有关于危险的自我对话，如感到有些心跳则对自己说："不好，我的心脏出毛病了。"睡眠不安则对自己说："注意，这样下去可能会变成精神病了。"如果我们不再使自己去注意特殊事件所引起的威胁，我们就会发现焦虑已经消退。如果我们改变对自己所讲的话，同样的结果也会发生。我们在自我的内心对话中，重复多次地运用更加积极的言语，就可以发现原先我们认为危险的东西事实上并没有那么危险，一旦我们出现这种重新评价，焦虑也将随之消失。这是确定的，有些焦虑的人运用这个方法成功地控制了焦虑。

如：卞某，男，28岁。3年前起无特殊诱因感到心慌，联想到亲友中有患"病毒性心肌炎"者，顿觉紧张不安，心跳加剧，有"我马上就要死了"的感觉，全身毛发竖立，遍体出汗，即去医院急诊，检查时仅发现有心率较快，心电图呈窦性心动过速，半小时后情况好转。此后时有发作，近一个月已发作5次，服用地西泮（安定）无效。而在他认识到自己是焦虑反应，知道焦虑的症状可以通过自我对话控制后，他开始反复默念以下句子：

（1）不要去想可怕的事情，只想着坐好放松自己；

（2）我感到的紧张不安不过是一种心理反应；

（3）焦虑反应没有危害性后果；

（4）如果我不去想关于死亡的事情，我就能对付焦虑；

（5）我能对付这种焦虑反应，不必匆匆忙忙去医院；

（6）心慌感是焦虑的一个症状，医生说我不会死，我相信确实是这样的。

在焦虑减轻之后，再进一步默念以下句子：

（1）我依靠自己对付了焦虑发作；

（2）每次练习使我对付焦虑的能力变得更强；

（3）我现在更加不需要到医院去了；

（4）医生为我的进步感到高兴。

上述句子要求多次重复诵读和默念，每天坚持练习40分钟，并在日常生活中试用。一旦出现焦虑，马上就进行相应的练习。结果证明这种看似简单的自助方法十分有效。

我们可以参考卞某的成功经验，依据各自的情况修改某些句子，使这些句子的含义更适合相关的问题，如"胸闷、气透不出是焦虑的一种症状，医生说我不会死，我相信确实是这样的"，"保持平静，焦虑会逐渐消退，我以往的经验说明焦虑都会消退的"。效果的好坏，关键在于你在行动中坚持，坚持数月，必有好处。

22. 应用认知行为疗法对付考试焦虑

许多青年学生在临近考试的时候，常常感到紧张不安。他们担心考试失败，害怕父母或亲友的责难或冷落，害怕被同学瞧不起。他们在紧张不安很严重时，常常出现睡眠障碍、头痛、注意力不集中、疲乏等现象，有些同学甚至希望找个理由或借口来回避考试，为考试成绩万一不理想预先作好寻求宽恕的准备。这样，他们的恐惧感更加严重，仿佛恐惧之洪水已浸没了他们全身。进入考场时惊惶万状，以致平时很熟悉的知识内容再也回忆不起。这就是人们常常提到的"怯场"现象。"考试过度紧张"以致妨碍正常功能发挥，出现各种心身不适或症状时，医学心理学上称为"考试焦虑症"。但读者不要误解，不应把考试前所有的焦虑反应，都称为"考试焦虑症"，因为考试前适度的焦虑是完全正常的，适度焦虑能动员我们去完成当前的任务，使我们处于有利的态势，而且，由于我们有一定的紧张度和兴奋性，我们的操作效能会更好。这就好像拉琴，需要琴弦松紧适度，才能演奏动听的音乐。琴弦太紧会断，太松也演奏不好。所以，轻度焦虑是正常的，对同学们的应考准备是有利的。只有焦虑程度过于严重而且延续较长，出现的心身症状对学习和生活造成不良影响时，才能说这个学生有了"考试焦虑症"。

考试焦虑症本质上是对考试的一种心理反应，它的发生常与个体的心理素质有关，多见于期望过高而又缺乏自信，或缺乏迎接挑战、面对现实的勇气，或以往挫折的经验形成了恐惧习惯的一些青年学生身上。

医学心理学研究认为，焦虑的产生是个体对事件或情境作出威胁或危险的解释所致。说得明白一些，你所以焦虑或恐惧，是你想象的危险所致，而不是事实本身。正如纪伯伦在《先知》里说的："**那恐惧的座位是在你的心中。**"你自己的心理活动、你的解释、你的想象造成了你的焦虑。因此，停止考试焦虑的开关也在你的手里。这就是认知行为疗法可以用来对付考试焦虑的原理。

可用的自助方法很多，这里推荐几种简单可行的做法：

（1）态度放松法

态度放松是考试成功的关键之一，过多地担心结果如何反而会妨碍自己实力的发挥，因此，你对考试时的紧张气氛、别人的种种议论都要抱无关紧要的态度。此时不妨对自己说，"没有什么了不起，我能够轻松地对付……"，"现在要把自己学到的知识发挥出来，这是展示自己才能的一个机会……"等等。你在应考前认真准备，临考时则应抛弃一切责任感和对后果的考虑，贯彻自己的主张，充分发挥自己的实力，要有"任凭风吹浪打，胜似闲庭信步"的稳定心态。也就是说，你要轻装上阵，你知道如果人们赛跑时身上背着很重的负担，那是肯定跑不快的，同样，精神上有负担，能力也就不能很好地发挥出来。

(2) **预先准备法**

"有备无患"，考试前应作充分准备，首先应对所学的课程进行温习，温习时全神贯注，努力掌握你应该掌握的知识，并且要善于运用学习到的原理或知识，提高自己解决问题的能力。要善于安排时间，善于抓要领、抓重点，对比较生疏或不太理解的内容决不放过，趁温习的时候将所学的知识融会贯通。考试需要充沛的精力，所以，青年学生应当注意保持良好的生活方式，要有足够的睡眠，以便消除疲劳，恢复精神，要注意饮食卫生，保证适当的营养，还应有适当的身体活动，以利于精神放松。

(3) 自信训练法

把自己想象成胜利者，对成功进行反复的自我训练，就像宇航员们登月球之前，虽然他们从未登过月球，但他们相信自己肯定会成功，并且想象已经成功地登上月球。他们对自己说："想干什么，就能干什么。"他们日复一日，月复一月地反复演练，终于实现了人类登月的梦想。这就是说，你要一心一意地以一个胜利者的立场去进行反复练习。所有的胜利者都是先战胜自己的。要敢于迎接挑战，敢于胜利，让胜利成为坚定的信念。这其实也是人生成功的秘诀。考试前先作成功的积极描绘，信心将倍增，情绪将受到极大鼓舞。这就是"**先胜而后求战**"，故常能取得好的效果。

(4) 激励勇气法

记住：只有行动才能战胜恐惧。必须从内心清除逃避的愿望，因为逃避心理将大大加强你的恐惧心理。对付恐惧的一种错误方法是不敢正视现实，恐惧袭来时试图想别的东西，分散自己的想法，结果反而加剧各种形式的恐惧。正确的方法应该是，理智地沉静地对其进行思考，思想要全神贯注，直到对它完全了解。你要知道，成长和进步，都必须面对不熟悉的事物，必须敢于尝试冒险，勇气越大，恐惧越少。只要你在考试前已有充分准备，做到心中有数，考试时放手一搏，将注意力集中于考试的过程，不要为结果如何而担心。如遇难题也要冷静思索解题关键，相信任何难题都有解答方法，到时也许会有"踏破铁鞋无觅处，得来全不费功夫"的体验和快乐。

（5）**利用动作自我暗示法**

焦虑时人们马上感到坐立不安，好像必须要做点什么事帮助自己，因此手脚的肌肉活动增加。有些人摆弄手指，有些人不自主地踏脚。这种肌肉活动增加是为了将神经紧张的信息传送到身体肌肉，借以动员机体投入战斗或逃避。假如你在怯场的时候，活用上述原理，也能消除你的怯场心理。例如，手里拿着身边的一些小东西把玩，因为手指的活动，有助于心情缓和。这些小东西最好是自己最熟悉的，例如一个钥匙圈、一粒好看的纽扣或其他允许携带的小东西等，由于有自己熟悉的东西和自己在一起，恐惧感马上就减小了，它们的援助有时胜过成百上千的同伴。但最要紧的还是充分准备、精神放松、提升信心，从内心清除胆怯及一切软弱无能的观念，鼓舞勇气，接受挑战，如能这样，你就能轻松地驾驭考试焦虑了。

23. 如何做精神放松训练

一个人一旦有了焦虑，总要马上作出一些行动来减轻或消除焦虑；但是，很多人对付焦虑的方法是不健康的。例如，有的人焦虑不安时就不停地吸烟、喝酒，因为吸烟后有暂时的精神振奋现象，喝酒后有精神愉悦的感觉，暂时缓和了精神紧张，消除了疲劳感。但是，这并不是真正的精神放松，反而会对身体产生更严重的伤害。大量吸烟和酗酒，不但容易引起种种疾病（如吸烟与肺癌、慢性支气管炎、心脑血管疾病等有关，酗酒引起消化道疾患、肝硬化、脑部病变），而且可能引起意外事故。喝茶、喝咖啡，也有暂时减轻焦虑的作用，但如果饮浓茶和咖啡过量，亦不可取，甚至可能加剧焦虑。因此，这些都不是正确的方法。

对付焦虑积极有效的策略是真正的精神放松，因为放松状态是和焦虑对抗的。可以有很多方法达到精神放松的目标，如聆听轻松的音乐、静坐、做放松功、欣赏大自然的美景等。这里向您介绍一种简化的**"进行性肌肉放松训练"**的方法，已经证明对轻度和中度焦虑有效，而且简便易行、容易掌握，只要认真坚持，定会使您感到轻松舒适，精神饱满，承受焦虑的能力增强，勇气和信心倍增。千万不要因为方法简单而怀疑它的有效性，一旦您学会了这一积极有效的放松技术，您日后将受益匪浅。

首先，您要弄清楚什么是放松。真正的放松应当是：心情宁静，感到轻松和舒适；心跳平缓，心率减慢；呼吸缓慢顺畅；四肢温暖，肌肉松弛。

放松训练之前应作适当准备，环境应安静，衣物应宽松，采取一个舒适的体位（躺在床上或坐在沙发上均可），然后将双眼闭上，缓慢地呼吸，注意体验自然呼气时的放松感觉。然后按右手、左手、头、肩、胸腹、右足、左足顺序，先紧张并保持10秒钟，再放松，待全身如此紧张—放松做完，继续维持放松状态5~10分钟，以体验轻松舒适的感觉。

下列指导语可作为您练习的入门向导，您可录入磁带指导自己练习："请坐好，尽量坐舒适些，把眼睛闭起来，慢慢地轻松地做腹式呼吸。好，现在开始做放松练习。把您的右手握起来，把拳头握紧，保持握紧（约10秒钟）。好，把右手松开，注意体验前臂放松与握拳紧张时的不同。再来一遍，把右手握拳，把拳头握紧，再握紧……好，放松，注意前臂、上臂肌肉放松时的感觉。现在，把您的左手握紧，把左手握成拳头，保持握紧（约10秒，下同）。好，把左手松开，完全放松。再来一遍，把左手拳头握紧，再握紧……好，放松，体验前臂、上臂肌肉的放松感觉。现在做头部放松练习，把您的前额皱起来，张大眼睛朝上看……好，放松，将前额舒展。继续闭上眼睛，把您的嘴巴闭紧，保持面肌紧张……好，放松，把嘴巴微微张开。把您的双肩用力向上抬，再用力向上抬……好，把双肩放下，呼气，注意体验轻松感觉；再来一次，把双肩抬起来，用力向上抬……好，呼气，放松。现在请您吸一口气，屏住（经几秒钟）。好，呼气，注意体验呼气时的轻松感觉。把您的腹肌收紧，再收紧……好，放松。现在做下肢放松，先将右足足尖用力向下，收紧小腿后部肌肉……好，放松，体验肌肉放松时的感觉；再将右足足尖向上翘起，收紧小腿前面肌肉……好，放松。现在将左足足尖向下，用力，体验小腿后部肌肉紧张感……好，放松，再将左足足尖向上翘起，使腿前部肌肉紧张……好，放松。现在继续维持全身放松，您体验到放松的舒适，心情宁静，四肢温暖，呼吸轻松，心跳比较平稳，继续体验呼气时的自然放松……现在您活动活动双腿、双臂，活动一下头部，张开眼睛，起来。"如果在睡前做这些，那么最后的步骤（活动四肢、头部、睁眼）就可省略，静静地体验放松的舒适感，很快您就会睡着了。

放松训练最好每日坚持1～2次，规则地练习，起初每次约20分钟。掌握了这项技术以后，可以缩短放松训练的时间，选择做一两个动作，在几分钟内就可以达到全身放松效果，这就是"应用性放松"。在日常繁忙的工作间歇练习放松几分钟，实在是极好的休息，能大大提高您面对问题、解决困难的能力。如果在睡前半小时进行放松训练，对睡眠也是非常有益的。

➡ 24. 简便有效的自我训练法

人们常常认为，遇到危险时的行为反应（如逃避、心跳加快、呼吸急促、肌肉紧张）是由"情绪"引起的。然而，这种理解并不全面。因为如果没有个体的信念介入，外界的危险信息并不一定能引起这种情绪和行为反应。因此，真正引起行为反应和恐惧感觉的是信念，情绪不过是一种伴随的反应。

医学心理学证明，**信念和想象对行为和能力有强大影响**。有些人虽然有出色的工作成绩，但当领导欲提拔他担任一项新职务时，他自认为能力不够而紧张万分，以致尚未宣布任命就已败阵。有些人外貌不错，但自以为面容丑陋，对人讲话时自惭形秽，怕人议论，以致面红耳赤，手足无措。这表明，如果我们从什么地方得到一个信念，并且深信这一信念是真实的，那么这个信念就有无比的威力。催眠或暗示，能改变人的心理状态，就在于向被催眠者输入了某种信念。例如，暗示一个人停留在冰天雪地中，他马上会有寒冷感；对一位喝白开水的人说他喝了糖茶，他的血糖水平也会随之增高。

自我训练法就是一种自我催眠疗法，它是自己重复说一套6个步骤的指令，同时体验这些指令引起的感觉。这是一种消除焦虑、紧张，导致全身放松的较好方法。

自我训练法的指令有以下6个步骤，即：

（1）我的双臂、双腿沉重。（重感公式）

（2）我的双臂、双腿温暖。（温感公式）

（3）我的心脏在静静地跳动。（心脏调整公式）

（4）我的呼吸深沉而平稳。（呼吸调整公式）

（5）我的腹部暖和、舒服。（腹部温感公式，如为胃溃疡病人，则省去这一步骤）

（6）我的额部清凉。（额部凉感公式）

自我训练法的做法非常简便。首先做出一个舒适的身体姿势，穿着宽松的衣服，或松开衣带，闭上双眼。当您发指令时，即在心里默念上述步骤时，要积极地体会身体的感觉，同时做平稳的深呼吸动作。每一步骤指令要背诵5遍，其中心脏调整公式要背诵10遍。开始时也可以只做第1、第2步骤，不一定一次做全，掌握后再逐步增加。6个步骤背诵完成后，可以用积极的陈述结束练习，如"当我睁眼时，我将会感觉到消除疲劳后的清醒，精神放松和舒适"（5遍）。然后活动头部、双臂、双脚和腿部，转动头部，睁眼坐起。

  在您默诵指令时，缓慢地进行深呼吸。随着缓慢吐气，一边默诵指令，一边体验自己指令提示的感觉，如有发微热、身体沉重。请注意：偶尔有麻木感等并非坏事，这正是肌肉松弛的一种标志。

  溃疡病患者不宜用指令5，可代之以"我的腹部清凉而安适"。有些人背诵指令3，反而会感到心跳加快，这种情况多与他担心心脏有病的想法有关，此时可先改用"我的心脏跳得比较平稳"，由于增加了修饰词"比较"，背诵时就不致出现过分担心的反应了。如果背诵不再发生问题，那么原先的指令3就可以用了。

  自我训练法每天最好做2次，越练越熟，放松效果也越好。一旦掌握之后，可在睡前、上班前、工作间歇时随时练习，不但能帮助您克服焦虑紧张，而且对高血压、失眠也有很大的缓解作用。

25. 增强您驾驭焦虑的能力

恐惧之心，人皆有之。即使最伟大的勇士在面对不测之险时也会感到恐惧。大自然和人类社会充满了不安全的因素，而人类在心理上则希望按固有的平稳方式生活。一旦察觉某种危险将要发生，或者想象某种危险可能发生时，人就有焦虑发生。焦虑发生时内心恐惧不安，同时出现许多植物神经功能亢进的症状。在焦虑发展至顶峰时出现"惊恐发作"。假如焦虑严重、持续，并且和客观情境不相称，损害人的社会适应能力时，就会令人极其痛苦，此时就需要医学心理学的帮助。

考察因为焦虑严重而来求助的患者，不难发现，引起他们焦虑的事情常常是日常琐事，还有很多人在其日常生活中并无什么危险或威胁，他们只是想到了"可能的危险"，甚至是自寻烦恼。令这些患者感到焦虑的事情多种多样，如怕生病、怕死亡、怕别人议论、怕出错、怕亲人出意外、怕孤独、怕学习工作遇到挫折或失败等等，其实他们这些问题每个人都可能遇到，对于大部分人而言可以说是微不足道的。这说明，人们对付焦虑的能力是各不相同的。这些焦虑的患者比那些心理健康的人们更倾向于发生恐惧、不安，因此，他们需要增强驾驭焦虑的能力。

假如您有较重的焦虑倾向，怎样增强自己驾驭焦虑的能力呢？我以为主要应从下列几方面着手：

（一）学习焦虑的知识，领悟焦虑的实质

正如前述，在日常生活中，产生恐惧、不安、担心是不可避免的。虽然焦虑、不安令人痛苦，但它们的出现又是完全自然的，对人类生存不可缺少。例如，如果面对迎面而来的汽车没有恐惧，不及时躲避，就有被撞的危险；如果对患传染病没有一点焦虑，就不会注意卫生。因此，焦虑具有一种警告信号的意义，促使人们提高警觉，预见危险。因此我们不必竭力否定焦虑反应。

许多人在焦虑时力图压制它，想忘掉它，结果当然是压制不了，反而使焦虑加剧。清代学者李渔先生在《止忧》一文中说："**忧不可忘而可止，止则所以忘之也**"。他将"忧"分为两种，一为"眼前可备之忧"，他说："拂意之境，无人不有，但问其易处不易处，可防不可防。如易处而可防，则于未至之

先,筹一计以待之。此计一得,即委其事于度外,不必再筹,再筹则惑我者至矣。"二为"身外不测之忧",他说:"不测之忧,其未发也,必先有兆。"提出**"止忧之法有五:一曰谦以省过,二曰勤以砺身,三曰俭以储费,四曰恕以息争,五曰宽以弭谤。率此而行,则忧之大者可小,小者可无。"**

李渔先生说的"忧"指的是忧虑、担心,实际上与我们所说的焦虑含义相近,他的见解与医学心理学对焦虑的研究不谋而合。

现代研究认为,焦虑是大自然编制安放在人脑中的"程序",是从人类进化过程中继承下来的反应,最初这种反应是为了保护人类不受野兽和灾难的侵害。现代社会生活中的危险因素一旦被认识,就会自动地启动焦虑程序。由于我们的神经系统对真实的危险与想象的危险并不能精确地作出不同的反应,所以,当人们作出想象的、过度危险的认知评价时,焦虑程序同样会自动启动,并且和实际情境不相称,进一步引起了人们对焦虑反应的恐惧,此时用意志压制焦虑是不行的,唯有关闭焦虑程序的启动装置,焦虑才会停止。一旦人们认识到实际上并无危险产生,焦虑将迅速消退。

我们必须要领悟焦虑是一种心理反应,其时的种种不适或症状都是焦虑反应的一部分。焦虑本身并无危险,也不会遗留永久的损害。决不要对焦虑反应的某些症状作出灾难性曲解，例如把心跳加速看成有心脏病的证据，把头晕目眩当作将卒中或昏倒的征兆等等，因为这些误解将把焦虑推向高峰。

（二）善于发现自身积极因素和有利条件

焦虑容易在缺乏自信的人身上发生。很多焦虑患者习惯于对自己作出消极的自我评价，他们总是比较注意事物的消极方面，反复忆起挫折的经验。他们又常常忽略自身的积极因素和有利条件。因此，**善于发现自己积极的一面，发展自身优势，充分利用有利因素，对于缓和焦虑具有重要作用**。具体方法是：

（1）定期花费一定时间去发现自身优点，然后逐点记录下来。如：个人有何专长，做过什么成功的事，什么人称赞过自己、是怎样称赞的，怎样帮助同事和朋友的，等等。

（2）模仿榜样人物。找一个您敬仰的人物作为您的人生楷模，模仿他们的积极信念、态度和行为方式。只要您能精确地模仿，您的自信将自然产生，您将更容易驾驭焦虑。

（3）养成肯定自己的习惯。每天找出几件做成功的事，包括像写好一封信，看望过一个朋友，甚至打扫一次卫生等。要记取成功的模式，并且要努力将"不行"、"不能"之类的言语习惯改为"我能"、"我要"、"我可以"的肯定表达。

(4)要有广泛的兴趣爱好，坚持开拓和发展自我。只要积极投入生活，有旺盛的生命力和对人生的热烈追求，承受挫折、对付焦虑的能力将大大增强。

（三）顺应自然、忠于现实的生活态度

自然界和社会不断变化发展，诚如古希腊哲学家赫拉克利特所说，"一切皆流，无物常住"，"我们既踏进又不踏进同样的河流"。自然界和社会的变化不以人的主观意志为转移，人类自身的存在也不能绝对保证安全，我们的心理发生焦虑、恐惧、不安是完全自然的，这种不安心理将伴随我们一生。我们要顺应自然地接受这种不安情绪，忠实于现实生活。事实上我们的精神生活也在不断变化，我们每时每刻的经验都在不断更新。人在成长过程中总是不断面对新情况，而有些人却总希望得到保证和安全，希望停留在他们熟悉的地方，这就易激起焦虑和恐惧，不敢接受挑战和冒一点风险。他们力图压制、否定、逃避不安，抗拒焦虑不可避免的事实，或者推卸责任，归咎于环境太糟，结果恰恰加剧了焦虑不安，陷入了更深的痛苦之中。正是在这个意义上，心理学家荣格精辟地指出：**"神经症是合理痛苦的替代"**。很多患者都是采取逃避痛苦的态度，这就像站在船上过河，船不停地前进和摇摆，自己却希望保持不动，这样势必会落水。我们只有顺应船的摇动而摇动，才能

不感到摇动的痛苦。因此，**要顺应自然，就要不怕变化，敢于面对不熟悉的东西，这样我们才能真正地成长起来**。您在孩童时代学习迈出第一步时有跌倒风险，但即使跌倒，您仍然会不怕痛苦地起来再走，这说明，为了成长，我们必须甘冒风险。逃避合理的痛苦就等于是放弃了成长的机会，因为违背了自然规律，是永远不能适应现实生活的。

顺应自然不仅意味着没有丝毫抗拒地接受焦虑不安的痛苦，而且意味着忠实于现实、坚持成长和发展，意味着坚定地采取行动朝着目标前进。顺应自然不是放任自流，而是忍着焦虑坚持去做该做的事。正视现实并非易事，许多焦虑的人由于不愿正视焦虑不安，幻想绝对的安全和保证，把他们的愿望和要求扩展到完全不可能的范围，终因脱离现实而体验到幻想破灭的痛苦。一旦我们愿意正视现实，接受焦虑不安，一条崭新的道路就展现在我们的面前。如果您敢于面对新的变化和挑战，您就有了创造和发展的机会。每一天都是一个崭新的开始，每一天都充满新的生机。如果我们每天都对世界有一点新的认识，那么，我们的面貌就永远是崭新的。如果您愿意顺应自然，那么您就热烈地去体验新事物、迎接新的变化发展吧！不要在万物前进的时候固守您的旧的思维模式，不要在万物变化发展的时候固执地原地不动。珍惜您自我更新的机会吧，没有可以浪费的时间了！

（四）唯有行动才能战胜恐惧

面对相同的困难，有些人焦虑终日，惶惶不安，有些人则泰然自若，毫不退缩。这一事实说明，**焦虑恐惧来源于人们的内心**。然而，战胜内心的恐惧是不容易的，这意味着您先要战胜自我。

焦虑倾向强烈的人总是过分留意恐惧，他们害怕自己的恐惧状态，但又不敢采取行动打破现状。他们之所以不敢采取行动，可能有下列几种原因：害怕失败；害怕失去已经得到的东西；害怕面对新的困境；害怕成功，因为觉得自己没有能力驾驭成功。因此，内心的恐惧总是成为人们行动的精神枷锁。许多焦虑的患者既害怕焦虑的痛苦，又没有勇气采取行动，于是寄希望于幻想，逃避现实生活。

然而，恰恰是行动才能治愈恐惧，因为只有行动，才说明您敢于接受恐惧；只有行动，才可能解决问题；只有行动，才能积累成功经验，增长自信；只有勇敢地采取行动，才说明您对自己的命运负起了责任。

正如要学会游泳，您必须下水。害怕溺水的人，只有在水里确信自己能使自己身体浮起并且可以轻松地游动时内心的恐惧才会被战胜。

因此，要增强自己抗焦虑的能力，您应当：

(1) 培养对自己命运负责的意识。

(2) 把挫折和困难看成是自己成长的机会，不被困难吓倒。

(3) 树立明确的目标意识，积极进取，坚定信念，排除困难，实现目标。

(4) 采取行动，投入全部精力和热情，做好每一件事。

记住：千里之行，始于足下。由于您不断地取得成功，您的自信心将不断提高，抗焦虑能力也将大大增强。

26. 系统性脱敏法帮助您战胜恐惧

当一种真正的危险突然袭来时，人们觉得恐惧，这是不足为怪的。但是，如果对某些情境或事物无端感到恐惧，明知不合理又不能自制，以致需要立即回避，对工作、学习带来严重不利影响时，这就成为一种心理疾病，名曰"恐惧症"。此类患者恐惧对象多种多样，有的害怕社交场合，怕见异性、领导、陌生或熟悉的人（社交恐惧症）；有的害怕人群聚集之所如商场、菜场、影剧院、公共汽车、教室或空旷的广场（场所恐惧症）；有的害怕幽暗、登高、雷电、动物（特殊恐惧症）等等。假如您觉得自己也有某种不合理的恐惧，并且对您的日常生活造成了许多烦恼，渴望克服这种恐惧心理，那么，试用这里介绍的方法进行自我练习，将会有莫大帮助。

首先，我要告诉您的是，恐惧症是一种心理障碍，是完全可以自疗的。虽然在恐惧时常有心跳加快、气促、颤抖、出汗、眩晕等症状，但并非心脏、肺或脑部有了严重病变，因此，必须要消除这类误解和担心。其次，医学心理学研究认为，这类恐惧症是由于外部刺激和恐惧反应形成了条件反射所致，只要经过适当训练，这类条件反射就会消退。这里介绍的系统性脱敏法就是指导您对付恐惧的一种方法。有500个以上的实例证明，这个方法对恐惧症是非常有效的。关键在于认真进行操作练习和耐心坚持训练。假如自己不想花力气，幻想有什么奇迹突然出现，显然是一种幼稚的空想，决不会有任何帮助。

在自我治疗之前，首先要弄清几个问题，因为这几个问题与治疗计划有密切关联。第一，您的焦虑或恐惧总是由特定环境、人物或对象所引发的吗？第二，您能用清晰的字句来说明您的问题所在吗？如"我怕乘公共汽车"，"我害羞，怕见女性，见到她们就脸红"，就是含义明确的例子。第三，您能确定明确的治疗目标吗？如："我希望能独自乘公共汽车"，"我希望每天能接触鞋子、地板而无须长时间洗手"就是明确的目标。第四，您愿意安排必要的时间进行治疗、按时完成家庭作业吗？如果不能安排足够时间，自我治疗也不会有多大效果。上述4个问题都有肯定的回答时，接下来您的任务就是设计一份恐惧事物的分级表，通常由轻到重分成7~8个等级。这项分级表设计并不容易，但却十分重要，是治疗成功的关键所在，请您认真去做。一般先将最低程度和最高程度的恐惧情境列出，然后再列出中间等级。做好以后就可着手实施治疗计划。先学会做进行性肌肉松弛训练，然后在放松状态下利用恐惧事物分级表从恐惧最轻的第1个项目开始练习想象脱敏，等到反复想象已不再引起恐惧感时升级想象第2个项目，直到想象通过全部项目后，再过渡到真实事物的逐级训练，直到最后不再发生恐惧。

练习时，您要坚持面对恐惧情境，不要有丝毫的逃避心理。事实上，您面对恐惧的时间越长，效果越好。因为您对恐惧情境已经逐渐习惯作出平静的反应。祖国医学中对800年前金代名医张从正治疗魏氏之妻的经过曾有记述，其法类似于系统脱敏法：

魏德新之妻旅途中夜宿客店，是夜强盗抢掠，魏妻惊恐颤抖，不能平静。此后，她每闻声响即感心惊肉跳，甚至昏倒于地。家人行走亦小心翼翼，不敢弄出半点声响。虽经多方求医用药，并无效果。遂请张从正治之，张问明缘由之后，使人在妇人面前放一茶几，然后突然用一木尺猛敲茶几，妇人闻后色变心惊。张从正问道："我敲茶几，你怕什么？"其后，冷不防又连敲几次。如此多次重复，妇人渐安。张从正又命人以木棍敲击门窗，多次敲击之后，妇人已不再恐惧，笑问："这是什么疗法？"张从正说："《内经》说'惊者平之，平者常也，平常见之则无惊。'"用现在的话来说就是，治疗惊吓一类的疾病要用"平"的方法，"平"的意思就是使有恐惧心理的人对引起惊吓的刺激习以为常，这样就不会再受惊吓而恐惧了。这种疗法与我们现在所说的系统脱敏法不是有异曲同工之妙吗？

➡ 27. 暴露法的自我练习

英国哲学家罗素指出，不敢正视现实，在恐惧袭来时试图想着别的事物，分散自己的注意力，这是对付恐惧的错误方法，结果反而加剧各种形式的恐惧。医学心理学家认为，正是回避意向、回避行为加强了恐惧心理。因此，对付任何一种恐惧的正确方法，乃是理智地勇敢地面对它，尝试采取"任凭风吹浪打"的冷静心理态度，只要您坚持面对它，恐惧终将消退。

所谓暴露法，就是鼓励恐惧症患者暴露于引起焦虑或恐惧的刺激之下直到习惯为止的行为治疗方法。做这种自我练习需要您有尝试的决心和勇气。当您接触恐惧对象时，您会感到恐惧，这是预料中的事，不必害怕，您恰恰要抓住这个机会学会适应它。要记住您此时的各种感觉不过是一些正常的躯体反应而已，千万不要逃避。当恐惧出现时，您如果不是拔腿便跑，而是停留在原处,注意集中于恐惧的体验的话,恐惧将在20~30分钟之后开始减轻,最迟不超过1小时。如果您逃避恐惧的处境,或者心理上有回避的欲望,您的恐惧只会更加增强。您应当坚持停留在恐惧发生的地方,直到心情平静下来为止。如果您能成功坚持到恐惧消退,您会发现原先的恐惧是不合理的,不必要的,那时您会为自己的勇气而感到自豪。

暴露治疗首先要有明确的恐惧对象,根据具体情况制订暴露计划。然后按计划有系统地接触每一项激发恐惧的事物,通常从接触引起恐惧较小的事物开始,并坚持到习惯为止。每次自我治疗后立即写下您的感受,每周根据进展情况修改治疗计划。要记住一次暴露的时间长达2小时要比4次半小时的治疗更有效。每次暴露之后,立即记下您所体验的焦虑评分(可用0~8分自评表,0表示无焦虑,8表示最严重),并逐日记下当天完成了哪些暴露任务。最好由一个亲人或朋友辅助您的自我治疗,监督检查治疗情况。

当您面临恐惧时,注意自己产生了什么感觉。如想逃走、心跳加快、颤抖、头昏、气急、出冷汗等,然后以此作为采用事先选择好的应对方法的信号。常用的应对方法有:缓慢地深呼吸、肌肉紧张—放松的重复操作(参见前述的放松训练)、想象最坏的可能性是什么等。为了熟悉这些应对方法,您可先想象自己进入恐惧情境，如有恐惧感出现时，就练习一种应对方法。每种应对方法至少事先学习试用过3次，观察放松效果如何，以便以后暴露中出现恐惧感时，能立即采用这些应对方法。

　　暴露法不适用于有明确心脏和肺部疾病者，因为练习时激发的恐惧反应可能加重心、肺疾病。如果有心、肺疾病又有过分的恐惧情绪，应请医生检查并指导具体治疗方法。

28. 评说更年期恐惧心理

世人对"更年期"的恐惧可谓大矣，有些中年女性甚至已达到谈虎色变的地步。这种恐惧经过人们口头和文字的反复渲染，似乎也更为真实，就如曾母投杼的情形一般。但是，"更年期"真的是如此可怕吗？人们恐惧的到底是什么？记得英国哲学家罗素说："对付任何一种恐惧的正确方法是，理智地沉静地对其进行思考，思想须全神贯注，直到对它完全熟悉了解为止。"因此，我想请已处于更年期和将近更年期的妇女和她们的家人按罗素的方法对更年期恐惧作一番思考。

更年期只是人生的一个阶段，此阶段最明显的标志是绝经。妇女由于卵巢功能减退，雌激素分泌减少引起了一系列生理变化，有些人这种变化轻微且短暂，几乎不能觉察；有些人变化则比较明显。引起身体不适和心理烦躁者被称为"更年期综合征"。除绝经外，还有面部潮红、乳房皱缩、阴道干燥、骨质疏松等等，对这些症状的看法和评价又受患者的心理状态、知识、家庭成员关系和社会习俗的影响而互不相同。更年期出现的时间或早或迟，症状或轻或重，症状持续存在的时间或长或短，因人而异。这些症状本身虽然使人烦恼和痛苦，但并不可怕，现代医学方法对付这些症状也十分有效。那么，什么是更年期恐惧心理的真正来源呢？首先，这些症状具有其特殊的心理意义，对更年期困惑或无知的妇女来说，往往极为恐惧。

更年期妇女的阵发性面部潮红，如发生于公共场合，就会觉得非常难堪；停经在一些妇女看来是性爱的终结，担心威胁夫妻的情感关系，有的妇女还会疑心丈夫另寻新欢；阴道干燥导致性生活的疼痛；一些妇女觉得女性魅力已渐丧失，垂暮之年将至，将不再受人欢迎；还有些妇女怕用激素替代疗法可能诱发乳腺癌等等。假如有这些症状的妇女认为，症状将延续很多年而且又无法避免，她们怎能不感到恐惧呢？但如果我们理解这是自然的生理变化，并且也不是每个妇女都明显到足以称为症状的程度，更不会延续十几年，另外，即使有了这些症状，医学也有办法处理。如果了解这些，产生恐惧心理又有什么根据呢？

人们对"更年期"的恐惧心理，还有另一个十分重要的来源，就是将更年期综合征和发生于更年期的抑郁症、偏执性精神障碍等混为一谈。这是因为更年期的妇女常出现焦虑或某种程度的抑郁情绪，有的妇女担心丈夫移情别恋，这样就容易将发生于更年期的抑郁症、偏执性精神障碍误认为是更年期综合征。抑郁症的巨大痛苦和自杀危险，偏执性精神障碍的疑心重重、无休止的家庭冲突和纠缠足以使家庭的情感关系产生危机，怎能不令人恐惧！然而，现有证据表明，抑郁症、偏执性精神障碍同更年期的变化无关，只是发生于更年期而已。如果区分有困难，则应向专家咨询。

人们对"更年期"的恐惧心理，还有一些社会原因，如即将退休或提早退休、家人或配偶患病、子女婚嫁或离家都能形成沉重的精神负担，失落、孤独、不安全感使忧虑日甚一日，更加重了对更年期的恐惧感觉。

由上述分析可见，更年期本身并不可怕，真正造成害怕的是对更年期变化产生的不适当心理反应和误解。若要无恐惧地顺利地度过更年期，可以采纳以下几条建议：① 学习更年期的一般医学知识，对更年期的实质要有深刻的理解，采取顺应自然规律的态度；② 要有良好的心理状态，讲求心理卫生，采取积极的应对方法，消除对更年期变化的误解，包括"更年期是性爱终结"的神话；③ 建立相互理解、相互支持的夫妻关系和亲子关系,帮助更年期妇女调整情绪;④ 注意生活的规律性,保证充足的睡眠、均衡的营养和适量的文体活动;⑤ 症状明显,妨碍日常生活者,可请医生帮助,采取相应的医疗措施。

➡ 29. 自信训练法帮助您学会自信的说话技巧

很多人之所以有焦虑和恐惧，并不是由于客观的事情，而是由于他们缺乏自信。他们始终有一种不如别人的感觉，因为他们习惯于将自己和别人进行比较，而且总是倾向于否定自己，他们有深重的自卑感。他们大多羞怯、软弱、依赖别人，在和别人说话时胆怯畏缩，没有勇气说出自己的想法和希望，他们怨恨自己"无用"、"懦弱"，是一个"可怜虫"。如果您也有这种心态，怎么办呢？首先要知道，这种心态的产生是习得的，或许和您的家庭教育、童年的创伤经历等有关。也许童年时期由于某种行为不当，受到父亲或母亲的斥责，例如说："你真笨，没有一件事你能做好"，或者"你看你多蠢，弟弟可比你强多了"。而那时您把父母或他人看成至高无上的权威，相信他们的每一句话都是对的，于是您接受了他们的"判断"，觉得自己"真笨"、"不如弟弟"。这种类似的训斥日积月累，以致您发现自己受了委屈时，也不敢表示异议，您觉得不为家人所爱，是个"小可怜"，您习惯于屈服，只会说"是"，从不说"不"，经常蜷缩一旁，没有勇气同别人交往。您身上打上的这种烙印，在日后的生活中经常地起作用，除非一切顺利，否则就会导致焦虑、恐惧和抑郁。

其实，这种自卑感是不合理的，因为您并不"卑下"，认为自己"卑下"是不合实际的。在这个世界上，没有一个人能说他在各方面都比别人强，总有某个方面不如别人。我们某一方面不如别人，但这并不应成为我们自卑的理由，因为我们也有自己的长处。这就是说只要我们不要用别人的标准来要求自己，相信自己是独特的，我就是我，某一个方面不及别人又有什么关系呢？"天生我材必有用"，只要我们有自我价值的信念，相信自己有学习能力，我们就能建立和发展我们的自信心。

曾有人问我：怎样提高自信心？自信心是自我价值和自己能力的感觉，在我看来，自信心并不取决于外貌、声望、财富，也不能由他人给予。建立健全的自信心，首先需要你自我接纳，要尊重自我而不是否定自我，要信任自己。要诚实、正直和有理性，不管遇到何种困难和挫折，能始终坚信自己的价值，能恰当地评价自己的行为。要有自知之明，既知自己的不足，又要学会发扬自己的优点和长处，须知**"扬长避短，没有废人"**。要有勇气正视现实，尊重事实、知识和真理。对我们的选择、行为和健康要承担责任，充满爱心地生活，并且能不断地发展自我，更新自我，实践**"日新而盛德"**。总之，提高自信心需要我们自觉、自尊、负责、真实、友爱和诚实地生活，努力实践这些行为。

有些人缺乏自信，没有注意培育社交的技能，常觉得自己不善于说话或说话时没有自信心。我们想告诉大家，社交技能是可以学习，可以逐步完善的。这里只对自信地说话谈谈如何训练。

您应知道，您有自己的权利，在这种权利受到损害时，您要勇敢地维护它。作为一个社会的人，您首先要了解：

您有权表示自己的意见；

您有权说"不"；

您有权出些差错；

您有权不解释自己的想法和立场；

您有权提出问题；

您有权不回答问题；

您有权说"我不知道"；

您有权对自己的行为作出评价；

您有权改变您的想法；

您有权保守个人秘密；

您有权接受敬意；

您有权改变自我。

在日常社会生活中，您会碰到各种各样的事情，常常会发生一些不如意的事，需要和人沟通。如您买了一本缺页的书，如何告诉营业员这件事？当您的朋友向您表示敬意或感谢您给她孩子礼品时，您怎么办？当您的家人在您正忙于事务时要您立即为她去买一样东西，您怎么回答？对这些事各人处理不同。如果您记住下述3个步骤并反复练习，您的反应也将成为自信的：

第一步：讲一句表示寻求谅解或理解的话；

第二步：说明您想的或需要的是什么；

第三步：对别人提出建议和解决办法。

例如，您在新华书店买了一本书，回家后发现有不少缺页，并有几十页是其他书中的。您对此不满意，想调换一本或退回书店。您可以这样说：

第一步，"先生，对不起，我想麻烦您一下。"（表示寻求谅解）

第二步，"这是在您这里买的一本书，但是其中有几十页缺

了，还弄错了很多页，我想要一本完好的书。"（说明您要什么）

第三步，"您现在能调换一本给我吗？"（提出建议）

记住您的问题只是换书，如果您说话没有责备口气，营业员给您调换是不困难的。又如，您的朋友打电话感谢您送她孩子一件羊毛衫，那么您怎么说呢？以下两步就可以了：

第一步，"很高兴您喜欢这件羊毛衫。"（表示理解）

第二步，"我很珍视您的友情。这件礼品虽小，但它表示我的一点心意。"（表示自己的需求）

那么，如果您的孩子在您正在烧菜时要您马上去给她买一支雪糕，您又怎么回答呢？下述3个步骤可供参考：

第一步，"孩子，天气确实热，我晓得你要吃冷饮。"（表示理解）

第二步，"不过，你知道我正在烧菜，厨房里离不开。"（表示自己要做什么）

第三步，"等一会儿烧好菜，我就去，你看好不好？"（提出建议）

自信训练开始不习惯，练习时间多了，讲话就逐渐流畅自如，信心也就增强了。当然上面的例子只是供您参考，您不必拘泥，应当根据具体情况灵活应用。

30. 运用"心理演练法"增强您获得成功的信心

现代的社会生活丰富多彩，充满了机会和挑战，竞争、挫折对人们构成了巨大的心理压力。打球、下棋、学术讲演、表演接连不断，需要您努力适应。如果您对自己的能力缺乏信心，或者，您面临一个全新的任务，那么，您可能焦虑不安，坐卧不宁。这是可以理解的。在这种情况下，您需要增强自己获得成功的信心，接受现实的挑战。**"心理演练法"** 就是适合这种要求的非常有效的方法。

心理演练法，也可以叫做精神演练法，或心理练习法。意思就是把要做的事情先在心里反复练习，如在心里练习下棋、弹琴、讲演等，就好像演戏前先要排练，打仗前要做军事演习一样，不过，这种演练不是行为演练，而是通过想象在精神上反复练习，其实际效果和具体环境中的行为演练一样。通过心理演练，提高了您的心理准备，能很自然地增强您获得成功的信心。

据说，拿破仑在指挥实际战争之前，要在心里先进行军事"演习"。也有人报道说，每天进行想象打球的心理练习，能够有效地提高球艺，不管是篮球、排球还是乒乓球，都是如此。

假如您对自己的操作能力信心不足，或对一项新工作没有把握而感到忧虑害怕时，您不妨试试心理演练法。它可能会引导您找到成功的道路，甚至在比赛中创造奇迹。

每天您应坚持心理演练半小时。在安静没有干扰的房间里，独自坐好，尽量放松自己，使自己感到轻松舒适；然后闭上双眼，对您要做的事情进行生动具体的想象，想象越详细越生动越好，最好连各种具体细节和环境中的景物、声响、气味以及自己的情绪反应都清晰如画；您想象了各种可能出现的情况，以及您在这些情况下采取的策略和应对行为，您想象自己的行为越来越熟练、越来越自如。这样反复演练，您的自信就产生了，精神也就感到轻松。以后，您在面临新任务时，自然就有了信心和勇气，成功也就在您的前面了。

也许，有的人希望在心理演练时也能找到一个适宜的学习榜样，那么，您也可以自己先设想一个理想的"模特儿"，他勇敢而又自信，在各种复杂的情况下他行动自如，成功地解决了一个又一个难题。然后，您再模仿他的行动，像他一样地克服一个又一个困难。把整个过程反复演练，这样，您的行为反应就逐渐自如了。例如，一位姓任的女士，一个月前她去商店买了一台收录机，回家后发现质量不佳，但她不敢把收录机退回商店，怕营业员说她"大惊小怪"。她的个性一向是胆怯、爱面子、做事犹豫不决。后来，她按照这里介绍的心理演练法想象一位有自信心的女性，拿着收录机返回商店，很有礼貌地对营业员说："先生，这是从你们商店购买的一台收录机，但使用效果不好，不像你们讲的那样，能否给我修理一下？或者调换另外一台？"并且设想了营业员的回答以及她可能遇到的麻烦。反复演练几次以后，她觉得有了处理这个问题的信心，于是去了商店。情况也正如她演练的那样，成功地调换了一台收录机。

横看成嶺側成峯
遠近高低各不同
不識廬山真面目
只緣身在此山中

東坡詩　俞宛伶

决心自救　走出怪圈

紙上得來終覺淺

絕知此事要躬行

陳力揚書

31. 决心自救是强迫症患者康复之路的起点

　　一位青年男子在某公司工作，2年前当他得知自己的办公桌是原先做棺材的木板做成的时候，他开始了过度洗手，每天洗手三四十次，每次长达半小时。虽然他知道棺木是全新的，这样洗手并无必要，但他似乎觉得这样洗了之后，就会比较安全，心情才能放松，所以，即使洗得双手发白，甚至皮肤破损，也不能停止。为此他深感痛苦，虽力图克制而不能自止，反而越来越重。

　　一位女青年在给医生的信中写道："在我15岁的时候，有一次母亲竟然在大庭广众之下大声地告诉我说，我裤子的臀部处已破了一个洞。我立即羞得无地自容，心灵深处投下了深深的阴影。从此，我就整天担心着裤子会破，陷入了难以自拔的境地……每天我都在极度恐惧、提心吊胆中过日子，总是担心裤子是否会破，破了又该怎么办。虽然我也明知自己的想法是可笑的，担心是多余的，但就是无法摆脱这些怪念头。每次穿裤子时，我都要反复检查多次，确信没事了才能心安。但即便如此，我还是没有足够的信心迈出家门。"

　　这是两个被称为"强迫症"的例子。这是一类常见的心理障碍，其症状的内容形形色色，除了上述强迫洗手、强迫检查之外，还有强迫性穷思竭虑（如反复思考无意义的问题或词句）、强迫回忆（如反复追忆从童年至今的往事或不愉快的情景）、强迫计数（如强迫对电线杆、门窗计数）和强迫性仪式动作（如行走时必须先出左足或右足，向前若干步然后必须倒过来走若干步）等等。这些症状重复出现，患者虽明知不对或无意义，努力克制却无法摆脱，那些"怪念头"紧紧纠缠着患者，激起患者极大的痛苦和焦虑。尽管这些患者成年累月地和自己的观念搏斗，但因为他们陷入了心理的误区，搏斗的结果总是筋疲力尽，痛苦倍增。

　　如果你说强迫症患者没有努力和疾病斗争，这是不符事实的，他们一直在进行着艰苦的"自相搏斗"，但这是自救吗？不是，因为这种自相搏斗正是强迫症的病态所在，他们陷入了恶性循环的怪圈而不能自拔。因为这个缘故，他们的信心越来越差，觉得自己无法控制自己的生活，对于要他们自救的意见根本听不进去，他们依然重复着以往的思维方式，当然依然继续着痛苦的生活。

笔者从多年的临床实践中体会到，患强迫症的人大多数有过高的责任感与道德心，但也常常有绝对化的思考方式和完美主义的行为标准。因此，他们的性格是有缺陷的。也正因为这种思考方式，他们对自己的看法大多数非常固执、僵硬，不愿改变自己的行为方式，即使筋疲力尽，也不愿稍微变更一下自己的行为。正是在这种意义上，笔者才强调**只有决心自救，才可能走上康复之路**。

很多患强迫症的人还有一种误解，怕被人看成精神病。这是因为他们知道自己的行为荒唐可笑，在其他人面前他们常常掩饰自己的病态。但是，掩饰并不能解决问题。如果患者决心自救，他们就要努力解决自己的心理问题，尤其要找出自己思维方式的偏差，学会新的思维和行为方式。当然这决不是一朝一夕就能达到的，非下决心不可。

事实证明，决心自救的强迫症患者是可能自救成功的。有些患者由于经过多种药物治疗与一般性心理疏导无效，毅然决定依靠自己解决心理问题，在心理问题逐一解决之后，强迫症不治而愈。还有些患者在少量药物帮助下，努力解决心理问题，向着积极现实的目标努力工作，发挥自己的长处，终于也自救成功。

倘若您真的决心自救,那么以下各篇介绍的自救方法,希望您认真去试一试。要想学会游泳,必须下水。只有愿望,没有行动,是不可能获得成功的。

32. 选择积极灵活的思维方式,放弃完美主义

强迫症患者一旦真正决心自救,那么他（她）就站到了康复之路的起点上。接着他（她）需要为自救做些准备,特别是对改变原有的思维方式和行为反应要有精神准备,因为自救意味着他（她）要准备接受新的观点,要尝试自己原先不敢做的行为方式,同时也意味着放弃原先的僵化的信念,放弃陷入惰性的行为反应。这对于强迫症患者来说并不容易,他们绝对化的思想方法和完美主义的要求,使他们害怕出错,不敢尝试新的事物,结果他们固守原先的一套观念和行为,照原路继续走下去而没有丝毫改变。因此,如果他们真的决心自救,首先要有勇气改变自己的信念和行为,准备发展自己思考的灵活性,选择有利、适度的行为反应。下面试以骑自行车为例说明这个道理。

假如我们兴高采烈地在大路上骑着自行车高速前进,不料

在前面出现了一个急转弯，此时如果我们执意要求高速度，那将来不及转弯，就会从车上跌下来，跌破头皮或发生手足骨折。所以为了骑车的稳定，我们需要放弃原先使我们高兴的高速度，使我们的车速改变以适应转弯的要求。这就是**灵活性**，不固守原先的信念和行为模式。患强迫症的人如果对这个道理的理解越深，他（她）的自救也越易见到成效。

为了自救成功，您要弄清楚自己的问题在那里，然后才能着手去解决它。当然各人的问题会有所不同，但也有一些共同特点构成了强迫症症状的基础。首先，我要说明的是，人们重复出现一些想法或行为可以是正常的，例如人们在解决一个悬而未决的科学问题或进行某种创造性活动时，就有大量的想法或行为重复出现，人们认为这是必要的，并不感到烦恼，如果不产生排斥、抵消的进一步想法或行为，就不会成为强迫症状。产生强迫症的条件有两个，一是对重复的想法和行为赋予了不愉快的情感评价，引起了个体极大的焦虑不安，需要立即进行压制与排除；二是个体采取某些行为反应以减轻或回避这些想法和行为所引起的焦虑不安，由于不安的减轻，这类行为反应被增强而成为强迫动作。在临床观察中，我们发现患强迫症的人常有过分的责任感和过强的道德心，他们坚持绝对和完美主义的要求，过分地夸大可能的危险，从而引发了像反复清洗、检查、寻求保证等一系列动作，旨在排除、回避可能的危险。例如，怕细菌污染引起自己或别人生病的强迫症患者要求绝对干净，夸大了手或身体弄脏后的危险。为了减少这种危险，于是他（她）采取了过度洗手的行为，由于绝对和完美的要求，他（她）失去了洗手的"度"，直到筋疲力尽。又例如，反复检查煤气开关、门窗的强迫症患者，尽管煤气开关、门窗均已关好，但因为要求绝对和完美，仍然对可能的危险忐忑不安，反复数次乃至数十次检查。由此可见，强迫症实际上是一种认知障碍。**对危险的过度夸大、绝对性思考、完美主义的标准是强迫症认知障碍的核心**。明白了强迫症的问题在哪里以后，我们就有了努力目标。首先要辨别绝对性思考、完美主义的不合理，要记住"物极必反"的道理，选择积极灵活的思维方式。**"完美主义意味着瘫痪"**，可说是一句至理名言。如果强迫症患者能够勇敢地跳出思维的误区，知道日常生活中的一切观点、看法都是有条件的、相对的，人们对待同一事物、同一问题的解决方法可以有多种不同的选择，那么他们实际上已迈出了重要的一步。在这样准备之后，他们还需要尝试各种自救的方法，采取行动走出恶性循环的怪圈。

33. 强迫症患者有效的自救方法
——暴露与反应阻止法

强迫症状虽然形形色色，但就症状的意义而言可以分为两类。一类是引起极大焦虑与痛苦的强迫想法、想象或冲动，这类想法（包括想象或冲动）是不随意的，突然闯入的，不合自己愿望，自知不合理、无意义，但又觉得是自己不能控制的，由于重复出现又感到不能控制，以致自信心越来越差。特别需要注意的是："强迫"一词易被人们理解为外界力量强加的，但强迫症患者很清楚尽管这些想法没有意义，甚至荒唐可笑，但属于他们自己，并不觉得这类想法是外力强加给他们的。属于这一类的强迫想法有：接触脏的东西产生的怕污染生病的想法；接触刀剪锐器而产生的怕失控伤人的想法；怕由于检查不周而发生意外危险或损失；怕各种杂念、淫秽观念或令人厌恶的、惨烈的想象妨碍自己的学习和工作等。正常人有时也会产生重复的想法，如怕门窗未关好造成损失，怕不注意清洁卫生造成生病，但只要他不夸大危险，不把危险的想象当成真实的事情，不对这些想法作出过度的行为反应，这些想法就不会延续下去而变成强迫症状。另一类强迫症状则与前述的一类大不相同，这一类症状是患者对强迫想法的行为反应，它们是随意的，虽然有被迫的感觉，但实际上它们是患者用来减轻焦虑不安的。属于这类强迫性行为反应包括：精神对抗，竭力压制感到焦虑恐惧的强迫观念（包括想象或冲动），由于对抗或压制常形成内在冲突，而压制不成，则感到自己控制不了，自信下降；强迫性仪式行为，表现为一系列固定的重复的行为，这些行为具有缓和焦虑的意义；隐匿的精神仪式，由于这种仪式呈现为观念、想象或内心对话的形式，常和引起焦虑的强迫观念混在一起，不易识别，但是这种精神仪式也是患者用来缓和焦虑的，患者识别出这些**精神仪式**，把它们完全阻止对自救是极为重要的；回避行为，对引起恐惧想法的事物竭力回避。由于这类强迫性行为反应做了以后，焦虑、痛苦减轻，于是这类行为反应被增强，患者也把与危险有关的强迫想法看得更真实可信，结果形成强迫症的恶性循环，症状就不断延续和扩展。属于这一类的强迫症状既可以是容易看得出的仪式化的行为反应或回避行为，如过度洗手、反复检查、寻找保证或回避刀剪等；也可以是一种不易识别的精神仪式或内心的对话，如一位学生怕杂念影响学习，在杂念过多时他就在心里诅咒发誓，"下次再胡思乱想，我就是猪猡"，"再胡思乱想就是王八蛋"，每次诅咒之后精神稍感轻松，但转瞬间杂念又至，而诅咒日重。上述这两类强迫症状之间形成一种恶性循环，越演越烈，患者深陷其中直至精疲力竭，信心丧失殆尽。

患强迫症的人如欲自救，必须打破这种恶性循环。当然先要将这两类强迫症状区分开来，有些人做这种区分也并非易事，但这种区分乃是选择自救方法的前提。医学心理学家创造了一种有效的治疗方法，称为**暴露与反应阻止法**。研究已经证实，这是现在最有效的治疗方法，而且疗效稳定。

这种方法要求对反复闯入的、不随意的、引起焦虑不安或恐惧的强迫想法（包括想象、冲动）进行暴露，即反复多次接触这些强迫想法直到焦虑消退形成习惯为止，患者才能认识到自己夸大了危险，原先担心的事情并未发生。如怕灰尘污染生病的人多次接触灰尘后即使没有做过度洗手，也没有想象的危险发生。这种方法同时要求患者对自己随意采取的、减轻焦虑的强迫行为反应（包括精神仪式）进行阻止，即过度洗手者不许洗手过度，重复检查者限制检查次数，回避"危险"情境者鼓励改用逐步接近的反应方式。其所以要对这些强迫性行为反应进行阻止,是因为这些仪式化的行为反应虽然能暂时减轻了焦虑、厌恶等情绪,但这些仪式行为掩盖了问题实质,他们以为这样做后才使危险没有发生,结果增强了恶性循环,导致强迫想法更多地出现。如果您要自救,必须完全停止这些仪式行为和一切回避行为。没有对这些反应的阻止,暴露将毫无作用。这种阻止要订出实施的具体计划,坚决执行。这对患者自救的决心是一种考验。因为对一些人来说,要他们对感到焦虑的强迫想法不做仪式化行为反应,既不对抗,又不屈从,也不回避,开始时是很困难的。不过,坚持下去就会变得越来越容易了。

现在,我试举一例说明暴露与反应阻止法如何运用。

一位20岁女孩经其他医师介绍找我求助,据其母提供的病史称,17岁时因面部出现青春痘,此后开始怕脏、怕灰尘、怕油漆、怕损伤自己的皮肤,新买的牙刷、牙膏掉到地上后就不肯再用。每天洗手许多遍,每次要洗十多分钟,以致双手皮肤发白,不能自己控制,而且每次洗手时要将双手在水龙头下伸进再缩回,如此伸进伸出八次,并叫喊:"水来了,好洗手了!"用肥皂擦洗多次,再用清水洗几分钟,然后将双手举起,双臂屈曲,手指向上,仿佛外科医生洗手后的屈臂姿势,并不用毛巾揩干,就这样举着双臂走来走去,等其自然干燥。因其兄有足癣，她怕传染到自己身上，自己的卧床远离其兄卧床数尺仍不能安心。外出时如见马路一侧有油漆大字，便要避至马路另一侧行走。她对自己洗手太多也感烦恼，常常索性卧床不起，不做任何事情。曾住院医治7个月，效果不佳。

这是一位强迫症患者，分析其症状，有激起焦虑不安的强迫想法，怕伤害皮肤、怕脏、怕灰尘、怕油漆等，另有能减轻焦虑的强迫性行为反应，如反复洗手及洗手时出现的一套行为仪式，她卧床不起是回避做家务、回避过度洗手的烦恼。强迫想法、冲动和强迫性仪式行为、回避行为两类症状间形成恶性循环，故解决患者问题适用暴露与反应阻止法。一方面要她反复接触引起她恐惧的想法，如她怕污染，先由医生用示范方式促进暴露，医生触摸鞋底12次，要她跟着做，并看看手掌污染灰尘的情况，并不许马上去洗手，20分钟后一起去洗手，不许她做那一套行为仪式，而且要她像医生一样只洗约2分钟左右，然后布置家庭作业，要她每天接触地面12次，并且要等一段时间再洗手，由其母监督，不许过度洗手，这样使她认识到她原先担心的事情并未发生；另一方面，要她完全停止洗手时的一套仪式，限制洗手时间，不许卧床不起。经过两周训练，患者对接触灰尘不再恐惧，能够帮助家人捡菜，打扫，整理床铺。然后，再对怕油漆等进行暴露与反应阻止。请其母监督她的练习，八次治疗解决了问题，恢复正常生活，后来她还经营了一家点心店。

强迫症有不同的类型，其治疗操作和步骤可能不同，但其原理是相同的。如：

有一位女患者的强迫想法是"走上阳台时怕自己控制不住会跳下去"，"见到刀时怕拿刀会伤害自己丈夫与孩子"，于是她不再进厨房（可以不必用刀），不再去阳台（把去阳台的门锁起来）。后来在医生的鼓励下，她先打开阳台的门，每天在室内平静地审视阳台，逐步移近阳台门，她发现自己仍保持平静，相信自己完全有控制能力，终于她能跨上阳台，晾晒衣物。对于刀也采取用同样的逐步接近方法，先从小的水果刀反复接触开始，每天练习，直到后来可以入厨用刀切菜而无恐惧发生。

此例的暴露是在不回避的条件下逐步接近其恐惧的事物，缓慢地实施暴露。

如果您已下了自救的决心，准备改变绝对的、夸大危险的思维方式，并且准确理解了暴露与反应阻止法的原理和方法，那么，您就要准备接受暴露暂时的痛苦，准备花费一定时间，坚定地采取自救行动，您就会逐渐走向康复，赢得新的生活。

记住，**一定要注意识别和阻止仪式化的行为**，否则，暴露难以收到效果。特别是精神仪式是隐匿的，和强迫想法混在一起，不像外显的行为仪式那样容易识别，如果没有被您完全阻止，您的努力仍然可能受挫。

34. 森田疗法原理可用于强迫症自救

森田疗法是1920年日本的森田正马先生所创。研究表明，森田疗法对强迫症确为另一种有效的心理治疗方法。其主要哲学基础来源于我国老庄的顺应自然思想。其核心原则可归结为八个字，即**"任其不安，为所该为"**。而"为所该为"显然不像老庄的"自然无为"，却又和我国儒家的理念一致了。因为"无为"二字有许多不同理解，我想做一些解释，人是社会动物，动就是"为"，人不能完全不动，所以"无为"并不是什么都不做，否则就不好理解老子所说的"无为而无不为"。"无为"实际上是说"不作违反自然规律的行为"。道家说的无为指的是"为所能为"，就是说人要按照其所能去为，率性而为，不是有意而为。另一种意思是"顺理而为"，如庄子《庖丁解牛》所说"依乎天理，因其固然"。儒家一般不说"无为"而说"有为"，或说"无所为而为"，就是没有功利目的的行为，即"正其谊不谋其利,明其道不计其功"。这就是"为所该为",只管该做不该做,成败利害,均不作计较。所以,我认为森田疗法之根实在于我国的儒道两家的哲学思想,应该适合我国民众的心理自助。森田疗法有一套治疗程序,从自助角度说,可以加以剪裁(可以不采用住院卧床的方式),抓住其核心原则应用同样有效。如何理解森田疗法原则"任其不安,为所该为"呢?简要而言,就是您要顺应自然地接受自己的情绪,以应当做的事为目的而行动。

森田疗法用于强迫症自救,应把握以下要点:

(1) 人们应认识到自然界和现实社会都是不安定的,不以人的意志为转移,人类自身生存也不能绝对保险,生活中出现恐惧、焦虑不安或担心等心理是自然的,也是生存所不可缺少的。因为有对患病的恐惧,我们才注意清洁卫生,因为担心出错,我们才注意检查,但这种焦虑不安又是令人不快的。这种担心和不安将伴随我们一生,我们应接受这种痛苦和不安。如果认为这些焦虑、恐惧的痛苦不应当有,竭力否定或排斥它们,就会引起内心冲突,形成症状。

(2) 我们常会遇到某些挫折或失败,容易导致焦虑,但如果把这些挫折失败归之于自己处境太差,把责任推给别人,并不能使问题得到解决,只会增加治疗困难。强迫症患者常采取逃避痛苦的生活态度，结果恰恰不能脱离痛苦。

（3）我们对正常的焦虑不安心理不应去否定或排斥，以免形成内心冲突，造成强迫症或其他焦虑性障碍。如果您能顺应自然，接受不安，不产生抗拒之心，您就不会出现强迫观念。如果没有绝对洁净的要求，就不会出现过度清洗的强迫症。如果没有心灵绝对洁净的要求，就不会有杂念频现的强迫症。

（4）我们必须正确认识现实，尊重事实。客观现实不一定符合主观愿望，应当承认事实，以事实为真，如果企图将不现实的、不合理的想法变为现实，只会体会幻灭的痛苦。所以，我们不应去追求不可达到的目标，以致失去应有的"**度**"。当您能接受焦虑，任其不安，去做该做的事时，您或许就能体验到强迫症状是自己主观夸大了不利的威胁或危险所致，并不是真的事实。例如接触了脏东西不做过度清洗并不注定就会生病，不做重复检查并不一定就会发生意外损失。您的强迫症状确实令您苦恼，但**这种苦恼是您主观臆造的产物，与客观真实不符**。如果您通过亲身体验认识了这一点，您的症状就会好转。

（5）森田疗法认为患强迫症的人多有"**神经质**"的个性，他们有很强的自我发展欲望，极强的完美欲望，又有较强的自我反省、自我批判倾向，过于理智，易陷入沉思，容易发现自己的缺点或不足，因而缺乏自信，对各种生活事件常进行大量的人为处理，常常拔苗助长，更容易遭受挫折，他们容易产生恐惧心或不安感，比一般人更敏感，也更容易感到痛苦。

（6）顺应自然地接受不安的情绪，以应当做的事为目标去行动。当然做到这一点并不容易，但只要坚持向着有用的目标行动，忍受不安，既不要屈从于强迫想法，也不要竭力压制或逃避它们，情况就会慢慢改善。采取行动是最重要的，如果您要学会游泳，您就必须下水，否则学不会。我们强调**只有通过行动才能逐步塑造自己的个性**，只有通过行动才能增强自信。因为人的经验每时每刻都在不断变化，精神生活不断流动、扩大，只有实际行动才能使思维更加符合实际，更加深刻，才能体验到自信。单纯的理智思索并不能真正解决问题。

（7）上述要点需要好好理解，但"顺应自然"不应误解为"放任自流"，假如您因为压制强迫观念不成功，改变为屈从它们，不做该做的事情，这就是放任自流，结果将适得其反。

下列实例虽名为"竞争法"，实际上也是鼓励强迫症患者坚持做应该做的事，不对强迫观念过分关注，从而不对强迫观念作出不适当的反应。其道理和森田疗法是相通的。

1846年勒雷特医生治疗一位有10年病史的强迫思维病人，由于患者的强迫观念严重且持久，以致无法做他的卖酒生意。病人入院后,勒雷特医生每天给他一些歌词,要他阅读并在第2天背诵出来,根据他学习成绩如何分配不同的食物。经过6周,患者背诵成绩有明显提高,而强迫观念逐渐减少。在第6周末他宣称强迫观念已经消失,感觉好多了。这个患者后来从事护士工作,一年后保持良好。这种方法就是"竞争法",要求患者选择适当的任务,坚持去做,把注意力转移到自己的目标任务上来,直到使强迫观念消退为止。开始可能觉得困难,但只要坚定地朝向积极目标工作,感觉就会越来越好,困难也越来越少了。

➡ 35. 强迫症自救可运用矛盾意向方法

弗朗克尔认为**强迫症是对强迫观念感到恐惧或焦虑的反应，正是从这种反应中才导致真正的临床表现的强迫症**。这些患者之所以担心他们的强迫观念，要么是因为他们在其中看到了某种心理病理的征兆，要么是因为他们担心会将强迫想法或冲动付诸行动。所以他们从对强迫的恐惧发展为一心奋力地对抗强迫，在多数强迫症患者中，只有这种机制才是真正导致发病的病理机制。因此，从治疗角度来讲，应当将患者身上的积极的因素与病态的因素加以区分，拉开其间的距离，扩大患者自由的范围，这种治疗并不从症状出发，相反，它倒不大关心症状，而是转向患者的人格，致力于使其对症状的态度发生某种转变，促成其对症状看法的某种转变。心理学告诉我们，担心会使其所担心的东西变为现实，过分强烈的愿望同时也就使得其迫切期望的东西成为不可能。同理，**逃避恐惧恰恰使恐惧**

成为现实。所以治疗时患者不但不能逃避，而且要矛盾地去追求他原先担心害怕的东西。如果患者能够做到不仅仅产生矛盾意向，而且将这种矛盾意向尽可能幽默地表达出来，那么，他心里的那种担忧就将被彻底消除，结果症状反而好转，效果既快又好。

例如有一位强迫症病人，已患病17年，反复出现"少报税款，欺骗了国家"的意念。经电休克治疗25次无效。其后出现反复核查保险合同等行为。运用矛盾意向法治疗时，他对自己说："我对这些合同不屑一顾，完美主义会被魔鬼盯上。在我看来，他们把我关押起来好了，越快越好！我还会害怕无意的差错造成的后果吗……"接着他就按矛盾意向的要求希望多出一些错误，并打算犯更多的错误，每周这样练习3次，经过4个月病情完全改观。

我想，这种方法也可以用于自助。曾有一位男性中年患者到我的门诊咨询，称3年来怕丢失钱而有反复摸臀部口袋内皮夹的动作，每天数十次，难以停止，越演越烈，甚为烦恼。曾用过几种药物，没有效果，身体上经过检查也未发现疾病。会谈发现，该患者有怕丢钱的强迫观念，但自知反复数十次摸口袋是不必要的，钱也从未丢失。于是我建议："如果你下决心要克服这种反复摸口袋的强迫行为，可在口袋里放一元硬币，准备丢掉，每天到外面走走，因为你已准备丢弃，故你应坚决不查这一元硬币是否还在。如果你习惯要摸皮夹的话，也可将这一元硬币放在皮夹里，准备丢弃，到外面走走，坚决不摸。每天这样练习外出行走几次，我相信你能很快克服这种行为习惯了。"两周后，患者称偶尔会摸一下，已经少得多了，而钱还在，并未丢失。嘱继续练习，直到这种强迫行为近乎消失，或者和健康人偶尔核查的行为一样，问题才算解决。此例表明，矛盾意向法生效迅速，对某些类型的强迫症自助不失为一种有效方法。

当然不是所有类型的强迫症都能简单地采用这种方法，如有害怕伤害他人和孩子的强迫观念者，我们不能要他矛盾地去伤害他人。此时我们应作些变通，如要患者鼓舞勇气去接触短小的刀剪之类的锐器，进而接触日常使用的刀剪而不再回避。

36. 强迫思维患者自救法

《决心自救——强迫症病人康复的起点》、《放弃完美主义》和《有效的强迫症病人的自救方法》三篇短文在《健康世界》杂志刊出之后,有朋友问道:"如果患强迫症的人有很多强迫思维,没有出现强迫动作,这种情况有自救的方法吗?"确实,强迫症中有部分人属于这种类型。他们或者经常重复思考一些毫无意义的琐事,或者对一些细小动作穷思竭虑,或者对每天做过的事要一件一件地反复回忆,或者每当见到一些字句时就不由自主地联想其相反的词句(如"好人"—"坏蛋","健康"—"生病","光明"—"黑暗"等等)。这些人陷入了思维的怪圈,怎样也跳不出来,因而非常苦恼。有的情绪非常抑郁,可以达到重度抑郁症的程度。

据笔者的观察,患强迫症的人中25%左右继发明显的抑郁症状。通常这类强迫合并抑郁的人在采用氯米帕明(亦名安拿芬尼）或氟西汀（亦名百优解、优克、奥麦仑）等药物后有60%～70%的患者强迫与抑郁症状好转。这类患者的回避和强迫性行为仪式是内隐的，常呈想法或想象的形式，难以识别，不易控制，但暴露和反应阻止的原理仍然是有效的，不过要进行相应的修改。**基本原则是仔细识别与区分激起焦虑的强迫想法和用来减轻焦虑的精神仪式及隐匿的回避意向，这是自助成功的关键与前提，对恐惧的想法要反复暴露，同时阻止精神仪式和内隐回避。**如果你患有这种强迫症并已下决心自救，那么，你一定要把你的精神仪式识别出来，它是你对激起焦虑的强迫观念的反应形式，是你为了减轻焦虑而采取的想法或想象。如一位女士在日本遇到车祸见到令人恐惧的惨状后，常反复出现自己的儿子被车压伤的强迫观念，极其痛苦，接着她就用一个"孩子在外快乐游戏"的想象使自己平静下来，这样逐渐形成了一种精神仪式，如果得不到处理，恶性循环不能打破，往往变得难治。所以，如果你也有内隐的精神仪式，你一定要阻止你的精神仪式。你识别它并不难，因为它是你用来缓和你的痛苦的想法或想象。而且，你也必须停止内隐的回避，同时你要对那些使你恐惧的想法进行暴露，你要重复地唤起这些恐惧的想法或想象，反复接触直到焦虑逐渐消退。如果你能做到这些，你就能帮助自己走出怪圈。

强迫思维轻者可以采用森田疗法自助，坚持做该做之事，决不对强迫观念作反应。也可用前述的"竞争法"，即每天给自己一项任务，如背诵一篇短文，或熟记一段诗词，要求自己反复背诵与熟记，不让自己去想那些强迫的观念，这样坚持下去，终于发现大脑用于有益的智力作业的时间逐渐增多，浪费在无用的强迫思维里的时间已被夺了回来。

强迫思维较重者经常地或不断地穷思竭虑，引起的精神痛苦很大，注意很难集中，对这些强迫观念很讨厌却又难以摆脱，如果决心自救，可以试试"思维停止法"。

顾名思义，**"思维停止法"**是用于停止强迫思维、缩短病程的一种策略。这种方法是一种技能，需要你先学习掌握。以一位对日常生活中各种小事反复思考是否做得正确的患者为例，他先将强迫思维的内容——列出，然后从忧虑最轻的项目开始，每天练习45分钟。先做放松训练，当放松状态到达时，可以想象做一个小动作（如开水龙头），并为这个动作做得是否正确忧虑5~15秒钟，当忧虑比较明显时，用右手用力拉左腕上的橡皮圈（事先做好，戴在左腕上，一拉即松）抽打一下，同时喊一声"停"，此时强迫想法消失。如此反复练习，每当对开水龙头这个动作思虑明显时即发出"停"的命令，同时拉橡皮圈抽打。到后来只要喊一声"停"，这个症状也随即停止。再按症状清单上另一个项目如关煤气，做类似的想象练习。经过多次练习，只要心中无声地对自己说"停"，症状就能得到控制。此时患者的控制感觉增强，对这一技术已有了信心，再用实际所做的动作进行试验和练习，如真的开水龙头，思虑明显时发出命令"停"，看看症状是否能得到迅速控制。要记住，命令自己"停"的同时用力拉腕带抽打是很重要的。随着练习次数增多，抽打腕部力量逐步减轻，次数减少，命令"停"也从有声逐步改变为无声。

  这种方法还有不同的变式，例如在命令强迫思维停止后，可以接着想象一种轻松愉快的情境，如一次愉快的风光游览，一次娱乐活动。但必须注意，这些替代的想象或想法不可以包含抵消或"中和"强迫思维的内容。也不一定要求都做放松训练。

  强迫症患者在做这种练习时，应将强迫思维的程度和情绪苦恼的程度逐日进行评定，留下练习的记录。刚开始时强迫思维停止只是短时间的，仍会经常出现。经过几周练习后，强迫思维逐步减少，自我命令停止也变得越来越容易了。

关于作者

徐俊冕，男，1937年4月生，江苏人，复旦大学上海医学院医学心理学教授，复旦大学附属中山医院主任医师。是原上海医科大学医学心理学专业的奠基人。曾任上海医科大学医学心理学教研室主任，中国心理学会医学心理学专业委员会委员，中国心理咨询与心理治疗专业委员会副主任委员，中华医学会行为医学分会常委兼医学心理咨询学组组长，上海市心理卫生学会副理事长，教育部普通高校心理健康教育专家指导委员会委员等职。现还担任中华医学会行为医学分会顾问，上海心理学会心理治疗专业委员会顾问，上海高校心理咨询协会顾问，中国心理学会临床与咨询心理学专业人员与机构注册系统注册督导师、心理师。《医学心理学课程创立与培训》获上海市高等优秀教育成果二等奖（1993）。主编《医学心理学》获上海医科大学特等奖（1995）、国家卫生部一等奖（1996）。2000年获香港现代医学研究中心授予"紫荆花杰出医学成就奖"，2004年中国心理学会医学心理学专业委员会授予"医学心理学科贡献奖"，享受国务院政府特殊津贴。